Tu cuerpo habla

Tu cuerpo habla

¿Por qué me duele si no tengo nada?

Dr. Arturo Goicoechea

VERGARA

Papel certificado por el Forest Stewardship Council®

MIXTO
Papel | Apoyando la
silvicultura responsable
FSC
www.fsc.org
FSC® C117695

Penguin
Random House
Grupo Editorial

Primera edición: marzo de 2025

Printed in Spain – Impreso en España

ISBN: 978-84-19820-55-6
Depósito legal: B-652-2025

Compuesto en Llibresimes, S. L.

Impreso en Black Print CPI Ibérica
Sant Andreu de la Barca (Barcelona)

VE 2 0 5 5 6

ÍNDICE

Buenos días (por decir algo)   11

Cuentos (y cuentas)   17

Conócete y desconfía de ti mismo. Cuida tu
    relato   25

El Yo y el no-Yo neuroinmune   33

Con la ayuda de Dios y la ciencia   39

¿Qué somos, en realidad?   43

A mí me funciona   49

Vivimos en la apariencia, pero las apariencias
    engañan   53

La condición humana. La especie mal
    elegida   59

Educación terapéutica   63

¿Qué piensas?   67

Orígenes (mis primeros cuentos)   73

Los cuentacuentos (los expertos)   87

De verdad, ¿qué es la vida?   95

La buena educación   101

Inteligencia natural (eco-ego-lógica)   103

Realmente, ¿qué sentimos? ¿Qué es el Yo?
Vamos a ser realistas   107

La realidad imaginada. Memoria de futuro . . .   113

¿Qué sabemos de la realidad biológica, más
o menos?   117

La vida nos enseña   125

La campana de Pávlov   137

La paloma de Skinner   143

Post hoc, ergo propter hoc (después de eso,
luego a consecuencia de eso)   147

El caracol marino de Eric Kandel   151

Anda, no seas vago. Gánate la dopamina con el
esfuerzo. Aspira a más...   155

El pobre perro de Seligman   161

Las máquinas aprenden   165

El reverendo Thomas Bayes   169

El saber ocupa un lugar muy disputado   177

La caja negra generativa   185

El agente Yo   191

¿Qué te (me) cuentas?   197

El quid de la cuestión. La imaginación   201

Estar en estado   213

Nada se genera espontáneamente   219

ÍNDICE

El Yo, espectador ingenuo y desconcertado . . .   225
¿Hacer o deshacer? Esa es la cuestión.
    El síndrome de Diógenes   229
El miedo a lo desconocido. Fobias   241
Inteligencia y estrés   249
Con la ayuda de los expertos   257
Este es mi relato, como profesional. Si no te
convence, lo siento. No tengo otros   263
Regalo inesperado   267

BUENOS DÍAS (POR DECIR ALGO)

No lo recuerdo bien. Es todo muy confuso, pero acabo de salir de una situación comprometida, angustiosa. Afortunadamente, en un abrir de ojos, cuando todo hacía presagiar un final trágico, el escenario ha cambiado. Todo ha vuelto a la normalidad, como por arte de magia.

Me he despertado. Estaba soñando. Parecía que me movía, pero estaba quieto, o quería moverme y no podía porque estaba paralizado. Oía voces, pero nadie hablaba. Veía, pero mis ojos estaban cerrados. Estaba aterrorizado por algo que estaba sucediendo, pero todo estaba en orden. Unas cámaras y micrófonos en la habitación solo mostrarían a un señor durmiendo, quieto y callado.

¿Quién soñaba? ¿Yo? No puede ser, estaba dormido. No podía ni quería construir esa absurda situación. Me limitaba a sentirla, a padecerla, como si de verdad estuviera sucediendo. Yo era un personaje ficticio de una historia también ficticia.

Ha bastado con abrir los ojos a la realidad para que todo desaparezca. He vuelto a ser yo. Algo en mí estaba contándome una historia falsa que la he vivido, ingenuamente, como si fuera real, como si ese no-yo fuera yo.

Pasado el susto, aquí estoy con mis rutinas un día más. El mismo de siempre. Yo, el de verdad...

Me levanto. Voy al baño. Me preparo el desayuno. Repaso la agenda y me pongo a escribir estas líneas. Todo sucede de manera automática, sin esfuerzo, de modo coherente con lo que, realmente, está ocurriendo.

¿De dónde sale toda esa actividad? ¿Quién o qué da a mis músculos las órdenes precisas para que no se derrame el café con leche cuando cojo la taza y la acerco a la boca? ¿Qué hace que me vengan a la mente unas palabras y no otras? ¿Qué hace que esas palabras las oiga internamente y mis dedos las escriban en la pantalla del ordenador? ¿Qué o quién las dicta?

Es evidente que soy yo el que desarrolla la agenda y ha tenido el sueño. Soy yo el que desayuna y está escribiendo. Lo hago sin esfuerzo. Simplemente, sucede.

¿Decido yo desayunar y escribir y mi cuerpo obedece, o... mi cuerpo decide y yo obedezco o, quizá las dos cosas, una colaboración?

Salgo de casa. Arranco el coche y me dirijo a un terrenito en el que me entretengo con las plantas. Un recorrido breve, habitual. Conduzco automáticamente a la vez que oigo una voz interior apenas audible que me habla de mí, de mi pasado, presente y futuro. Es como una música de fondo que aparece sin contar conmigo y que me habla de mí, cuando no estoy haciendo algo que requiera toda mi atención.

¿Soy yo el que conduce, el que repasa mi biografía y mi futuro?

¿Qué es el Yo?

«¿Quién eres?», le preguntó Moisés a alguien que lo sabía y podía todo.

«Yo soy el que soy».

Una respuesta tautológica (según el DRAE: «Enunciado que, con otras palabras, repite lo mismo que ya se ha dicho, sin que aporte nueva información»), impropia de alguien tan sabio.

No puede ser de otro modo. La verdadera respuesta ¡no la conoce ni Dios!

Le he dado muchas vueltas a esta cuestión. Otras muchas personas también lo han hecho. He leído sus libros. Puede que nunca te la hayas planteado; no hace falta hacerlo para vivir cuando te sientes bien. Otras cosas te ocupan y preocupan, pero tal vez formes parte de un creciente colectivo de padecientes, quienes, sin saber por qué, un mal día no se encuentran bien y para ellos todo se tuerce. No es un sueño; estás despierto. ¿Qué sucede en tu cuerpo, en tus vísceras, músculos, huesos y articulaciones para que te sientas mal, como si algo interno fallara, por lo que sea?

Acudes a los médicos para encontrar la explicación y la solución, pero no dan con ninguna de las dos. Pasan meses, años, y todo sigue igual. No entiendes nada. Cada vez te sientes peor, en todos los sentidos. Esa es la realidad «real». Algo no funciona en tu cuerpo. Sin embargo, los profesionales dicen que tu cuerpo es normal.

—No tienes nada. Es todo normal. **¡Eres tú!** Estás deprimido, tienes ansiedad, imaginas que estás enfermo, sin estarlo, por los motivos que sean. Tú sabrás. Te pido una consulta a Psiquiatría.

¿Qué es eso del Yo que te mortifica, no en un sueño, sino en la vida real? ¿Es un sueño la vida? ¿Tienes un intruso que controla tu cuerpo?

¿Qué es, realmente, el Yo? ¿Eres tú? ¿Todo lo que te sucede es por tu culpa? ¿Está en tu cabeza y no donde sientes el dolor?

No. Rotundamente, no. Quítate esa idea de la cabeza antes de seguir leyendo.

Vamos a ello, pero primero dale vueltas a la cuestión: ¿qué es el Yo? Intenta contestar, como si estuvieras en un examen crucial del que todo depende. Tienes todos los folios y el tiempo que desees para hacerlo. Puedes consultar tu ordenador, pero no te limites a cortar y pegar. Piensa y escribe lo que se te ocurra.

¿No sabes qué contestar? ¿El folio sigue en blanco?

Con toda seguridad, aunque parezca lo contrario, es el examen más fácil al que te hayas enfrentado nunca. La respuesta a la pregunta de «¿qué es el Yo?» está tirada. Te la chivo. Escribe: «No tengo ni idea».

Has aprobado el examen.

No tenemos ni idea de qué es el Yo. Nos limitamos a sentirlo, a vivirlo, sin saber lo que es, dónde y cómo se construye, pero sí sabemos, a ciencia (in)cierta, que no es lo que parece. No te dejes engañar por los que actúan como si conocieran la respuesta en todos sus detalles y te ofrecen todo tipo de remedios.

Si nos va bien, no hay problema. Cuando no es así y todos sospechan que «eres tú», tienes que tomar cartas en el asunto y ocuparte del «Yo», para protegerlo de acusaciones sin fundamento.

En el libro te cuento, desde mi ignorancia, lo que pienso sobre esta cuestión… desde mi Yo vivido, como padeciente y como supuesto experto imposible en esa materia oscura.

Merece la pena que conozcas lo poquito que se sabe, no sobre lo que es, sino sobre lo que no es y lo mucho que se ignora sobre lo que pueda ser. Te puede devolver a la vida.

Ten curiosidad por aprender e intenta controlar la ansiedad, las prisas por solucionar el problema, por conocer el final ya en el primer capítulo.

Como sucede en el cine, hay que mantener la tensión en el relato hasta el momento del desenlace.[1]

1. D. Eagleman, *El cerebro. Nuestra historia*, Barcelona, Anagrama, 2017.

CUENTOS (Y CUENTAS)

Dicen los físicos, a falta de una hipótesis mejor, que en el principio de los tiempos se produjo probablemente una gran explosión *(big bang)* o apareció de la nada un átomo primitivo o huevo cósmico (según el término propuesto en 1930 por el jesuita y astrofísico belga Georges Lemâitre) que dio lugar a lo largo de miles de millones de años a todo lo que ahora existe: por ejemplo, tú y yo.

La realidad solo era un conjunto de partículas subatómicas de cuya interacción surgieron los átomos; los átomos generaron moléculas; determinadas moléculas se asociaron en un recinto cerrado por una membrana-frontera con permeabilidad selectiva y dieron lugar a una célula primigenia, el primer Yo; algunos seres unicelulares optaron por asociarse y crear organismos pluricelulares estables, y esos organismos se integraron, en nuestro caso, en sociedades de organismos.

Tú y yo somos la consecuencia de ese proceso, gracias a que todos nuestros antepasados, a partir de un Yo común, primigenio, unicelular, fueron capaces de autoorganizarse y asociarse para sobrevivir y reproducirse.

No descendemos del mono, sino de las partículas que surgieron de la nada.

La clave del éxito para haber llegado vivos a este momento reside en la información que fluye continuamente entre todos esos componentes, desde las partículas a las sociedades, en ambas direcciones. Todos los pasos de nuestra endiablada complejidad están estrictamente controlados, integrados y regulados, y se adaptan a las variaciones del entorno físico y social. Todo depende de todo. Todo se cuenta (se mide y se relata). Todo se controla. Todo genera datos que recogen los correspondientes receptores. Sin información, sin transparencia entre todos esos componentes, no hay supervivencia.

Vivir (sobrevivir) es contar(se) y escuchar(se) para construir y actualizar un «relato primordial», que nos ronronea internamente y que compartimos en sociedad: «A algo o alguien le sucede algo causado por algo o por alguno».[2]

Cada Yo es un relato que trata de dar con las causas de lo que le con-mueve, para contárselas y contarlas, si tiene quien le escuche.

2. O. Vilarroya, *Somos lo que nos contamos*, Barcelona, Ariel, 2019.

Una «simple» célula se cuenta y escucha, a sí misma y al resto de las células del organismo. Un «simple» individuo (organismo) también se cuenta a sí mismo cuando piensa en Babia (en sí mismo) sin nada mejor que hacer, y ronronea el ir y venir del pasado al presente y futuro (modo por defecto, memoria autobiográfica, *resting state*), construyendo un relato en el que vivir individual y colectivamente.[3]

«Converso con el hombre que siempre va conmigo», confesaba Antonio Machado hablando de su Yo.[4]

Primera cita en la consulta

Los sapiens disponemos, entre otras, de dos poderosas herramientas exclusivas para sobrevivir: el conocimiento, que nos permite ser profesionales con acceso a tecnología avanzada, y el lenguaje, imprescindible para comunicar ese conocimiento. Venimos de las partículas, pero desde ellas hemos evolucionado a las sociedades tuteladas por expertos que identifican los problemas, proponen soluciones y nos cuentan historias, en este caso, sobre salud y enfermedades. A veces (demasiadas) los profesionales se

3. V. Menon, «20 Years of the Default Mode Network: A Review and Synthesis», *Neuron*, vol. 111, núm. 16 (16 de agosto de 2023), pp. 2469-2487.
4. A. Machado, «Retrato», *Campos de Castilla* (1912).

encogen de hombros ante nuestras preguntas. No saben, no contestan... o, simplemente, no nos creen, porque lo que les contamos no encaja en sus esquemas. No tienen explicación médica para los síntomas.[5]

La consulta era un lugar de encuentro para contarnos y escucharnos, en una primera cita, el padeciente y yo.

Yo iniciaba el turno de preguntas:

¿Qué me cuentas? ¿Qué sientes? ¿Dónde, cuándo, cuánto, qué lo empeora o mejora? ¿A qué te dedicas? ¿Qué haces y no puedes hacer? ¿Qué te gustaría hacer si pudieras?

Mi obligación consistía en sentir curiosidad por lo que el padeciente me contaba, escuchar respuestas para construir nuevas preguntas.

—Cuenta, cuenta más.

Por lo general, con escuchar, preguntar y explorar me hacía una idea bastante fiable sobre el estado del organismo. Recuperaba mi asiento en la mesa y cedía el turno de preguntas al padeciente.

—¿Qué me cuentas ahora tú? ¿Qué tengo? ¿Qué opinas? ¿Qué me aconsejas?

—A pesar de todo lo que me has contado creo que estás sano. Es la hipótesis que más me convence.

---

5. C. A. Chew-Graham, S. Heyland, T. Kingstone *et. al.*, «Medically Unexplained Symptoms: Continuing Challenges for Primary Care», *Br J Gen Pract*, vol. 67, núm. 656 (marzo de 2017), pp. 106-107.

No acababa ahí el encuentro. Una vez despejada razonablemente la posibilidad de la enfermedad, tenía que ocuparme del Yo que tenía al otro lado de la mesa, como sujeto que siente, sufre, piensa, duda, confía y desconfía, se emociona, desea, teme, cree, actúa, juzga, se juzga y es juzgado y… se cuenta, con la esperanza de ser entendido y atendido.

—Tengo más preguntas. Las más importantes: ¿Qué piensas sobre ti, sobre tu cuerpo? ¿Qué te cuentas? ¿Qué te han contado? ¿Qué piensas sobre lo que te han contado y sobre lo que pienso: que estás sano? ¿Qué sentido tiene tu vida en este momento? ¿Cómo ves el futuro?

De eso va este libro: de la biología de los relatos, del Yo que no deja de contarse, en función de lo que le cuentan su propio organismo y el de otros, en los sueños y en la vida real, concentrado en una tarea o pensando, ensimismado, no en Babia, sino en su Yo hecho historia, pasada y futura.

Si me estás leyendo es porque me has dado una oportunidad, una primera cita, como en el programa *First Dates* de la televisión. Espero que la relación sea exitosa y no me des plantón en los primeros capítulos, con las primeras supuestas respuestas a tus preguntas. Intentaré caerte bien para que llegues hasta el final del libro.

Sobre todo espero que no leas lo que no he escrito o, al menos, no he querido escribir. Sucede a veces; incurrimos en la falacia del hombre de paja, esto es, modificamos lo que dice el interlocutor para fortalecer nuestra posición: «dice que digo», «piensa que yo pienso», aunque uno esté intentando decir, justamente, lo contrario.

Se nos da mejor contarnos que escuchar. Nos quitamos la palabra unos a otros en las tertulias. Tendemos todos al relato egoísta, inamovible, que solo piensa y actúa desde su perspectiva, sus temores, deseos e intereses. A veces nos enclaustramos en ese relato y no escuchamos, y llegamos a la conclusión de que nadie nos entiende, porque no dicen lo que queremos oír. Por supuesto, en ocasiones no nos atienden, ni entienden ni creen, pero en otras somos nosotros los que nos negamos a modificar nuestra versión de las cosas, impidiendo así que el encuentro sea fructífero. Buscamos complicidad en el grupo al que nos afiliamos y dejamos de lado la información, el (des)conocimiento.

Los sapiens, la especie más (des)informada

Sigo con la presentación, con mi relato: como médico, me interesa la vida, la biología (tratado de la vida), todo aquello que tiene que ver con su origen, desarrollo y persistencia y el poder disfrutarla o padecerla. Me interesan, por supuesto, la bioquímica, la fisiología, la patología, las moléculas, las células, los órganos y los sistemas, los diagnósticos y las terapias, pero también los relatos, la información: ese componente de la realidad que acompaña inevitablemente a la materia y la energía y que todos los seres vivos necesitan adquirir para construir un relato (a algo o alguien le sucede algo a causa de algo o alguno) y así sobrevivir.

No solo de pan vive el hombre, sino también de toda palabra que sale de muchas y variadas bocas.

Los sapiens, por la evolución peculiar de nuestra condición social, somos la especie que más información ha acumulado, los que tenemos más cosas que contarnos, los más chismosos. Somos entidades individuales y grupales. Un Yo integrado en un grupo.[6,7]

Gracias a ello hemos sobrevivido y nos hemos reproducido en todo tipo de entornos, pero puede que hablemos demasiado, a veces sin fundamento. No es fácil digerir todo ese atracón de datos sobre salud y enfermedad. Quizá necesitemos ponernos a dieta para eliminar toda esa grasa cognitiva sobrante, acumulada en los circuitos neuronales.

Una vez cumplido el mandato laboral (me jubilaron a los sesenta y cinco años) y el biológico: tratar de sobre-

6. M. D. Lieberman, *Social. Why our brains are wired to connect*, Oxford, OUP, 2015.
7. R. F. Baumeister, *The Self Explained: Why and How We Become Who We Are*, Nueva York, The Guilford Press, 2022.

vivir como individuo (tengo setenta y ocho años) y como especie (seis hijos), solo me queda contarme, informar sobre mi experiencia de vida. A eso nos dedicamos los jubilados cuando ya no nos quieren en el trabajo: a contarnos. Es nuestra obligación compartir la experiencia de haber vivido ya lo suficiente como para sacar conclusiones, acertadas o erróneas, sobre las causas de lo que nos afecta.

Es mi relato como médico y padeciente, el que escribe el libro. Yo soy mi relato. Mi relato es el que es. Soy un lector más de mí mismo. Desconozco lo que me (te) voy a contar hasta que los músculos de mis dedos teclean en el ordenador, obedeciendo a lo que el guion de mi película dicta. No siempre lo que escribo me convence. Puedo interactuar y mejorar el texto. Tengo esa oportunidad. No siempre estoy de acuerdo conmigo mismo.

CONÓCETE Y DESCONFÍA DE TI MISMO. CUIDA TU RELATO

El Yo que se relata a sí mismo y a los demás tiene peligro. Hay que conocerlo para protegernos de sus errores, sus debilidades y sus ficciones.

No nos vendría mal un chequeo de ese Yo, de lo que se cuenta y le han contado, de lo que escucha, pero no lo podemos identificar en una muestra de sangre con análisis de sus moléculas, ni sale fotografiado en las pruebas de neuroimagen.

Disponemos de tecnología que permite detectar las señas de identidad en el iris, la huella dactilar, la cara, la manera de andar, de teclear en el ordenador o la firma. Gracias a esa tecnología podemos estar seguros de que el Yo que se expresa en el ojo, el dedo, la firma o la cara eres solo tú, pero no nos sirve para reconocer lo que sientes y padeces, lo que decides hacer o deshacer y lo que piensas acerca de todo ello.

Una resonancia nuclear magnética nos dirá qué zonas de tu cerebro están activadas cuando estás «entimismado», pensando en Babia (modo por defecto-*resting state*) o poniendo toda tu atención en una tarea concreta (resonancia magnética funcional), pero no nos desvelará lo que se cuentan esas zonas entre ellas.

Podemos ver qué oficinas están activas en el edificio cerebral, porque están consumiendo más o menos oxígeno, pero no sabemos qué sucede en su interior. No nos informan del guion del relato. Disponemos de los datos de consumo de electricidad de los departamentos de la sede central de un gobierno, las correlaciones con su actividad política, pero toda esa masa de datos de consumo no nos informa de lo que allí se cuece. No disponemos de cámaras ni micrófonos ocultos. No estaría mal que los hubiera…

Algunas personas predicen y dicen que en el futuro podremos acceder al pensamiento a través de registros e imágenes del cerebro. De hecho, ya podemos descifrar los códigos neuronales que generan el habla interior y convertirlos en un dispositivo externo de palabras (sonidos), permitiendo así que padecientes con el habla impedida puedan contarse y ser atendidos. Basta con conocer lo que querrían decir, registrando determinados códigos neuronales, pero solo conoceríamos la parte voluntaria, intencionada, consciente, de la actividad de las neuronas, la punta del iceberg.[8]

Quienes creen en la astrología no necesitan tecnologías avanzadas, futuristas. Tienen suficiente con consultar su horóscopo. La fe tiene esa propiedad sobrenatural de explicarlo todo sin hacerse preguntas sin respuesta. Sus Yos están sometidos, según su credo, a la influencia de los campos astrales. Basta con marcar la fecha de nacimiento para adivinar cómo les va a ir cada día y qué deben hacer para que resulte provechoso. No en vano venimos de las estrellas («somos polvo de estrellas») y las conjunciones astrales pueden haber dejado una huella imperecedera en el tiempo, para cada día y para cada nuevo bicho viviente.

No he podido resistir la tentación de conocer mi horóscopo de Aries para hoy, el día que escribo estas palabras (2 de abril de 2024):

Procura no agobiarte tanto, Aries, porque a diario te guardas para ti cosas que deberías hablar con tu gente de confianza. Tal vez no sean temas importantes, pero si no los comentas se agrandan en tu mente hasta convertirse

---

8. N. S. Card, M. Wairagkar, C. Iacobacci, *et al.*, «An Accurate and Rapidly Calibrating Speech Neuroprosthesis», *N Engl J Med*, núm. 391 (14 de agosto de 2024), pp. 609-618.

en verdaderos problemas. No te calles las cosas tanto tiempo, en especial si no causas daño a nadie. Hoy puedes sentir la necesidad de hablar sobre algo que sí es importante y que también has llevado en secreto. Encontrarás comprensión y apoyo en las personas que más te quieren. Este es también el momento de conocer gente nueva, Aries, en especial si tienes el corazón libre. Empieza a salir ya del encierro voluntario en el que te encuentras. Hoy en una reunión o salida puede aparecer alguien importante para tu futuro. Dedica tiempo a diario a tus relaciones sociales, te irá muy bien si lo haces.

Una invitación a contarme. Me ha adivinado la intención. Los Aries, por lo que dice el horóscopo, no podemos evitarlo; tampoco los Cáncer, Géminis, Tauro y el resto de los signos del zodíaco. No hay como formular una teoría que expresa vaguedades obvias para parecer que los hechos la confirman (sesgo de confirmación).

Los seres vivos nos contamos, sea cual sea nuestra conjunción astral. No callamos.

El autorrelato nos distingue de los objetos inanimados. Las piedras, los muebles, las casas, un balón, una portería no se cuentan. No piensan en Babia cuando están desocupados, en «a dónde voy y de dónde vengo» ni en «qué dirán de mí». Se limitan a estar ahí, sometidos a las leyes fisicoquímicas. Son solo materia y energía en un espacio-tiempo determinado. La información les trae sin cuidado, o eso parece. No contienen esa cualidad misteriosa de disponer de un Yo informado y uniformado que explora, recuerda, predice, siente, teme, desea, actúa, evalúa, cree y se cuenta, aunque no entienda nada de lo que le sucede y no tenga a nadie que le escuche.

Una «simple» (¡ja!) célula, en cambio, es un complejísimo universo de mensajes moleculares entre sus partes u organelas: el núcleo, los ribosomas, las mitocondrias, el retículo endoplásmico, las membranas. Cada componente celular es un micro-Yo charlatán, chismoso, sea o no consciente de ello.

La célula se informa (cotillea) a sí misma (información autocrina) y aprovecha esa información para ajustar sus complejos procesos metabólicos, para seguir viva. También libera moléculas al espacio extracelular, que captan las células vecinas (información paracrina), y vierte otras a la red de vasos sanguíneos y linfáticos, para llegar así al resto de la comunidad celular (información endocrina) o, incluso a otros individuos, amigos o enemigos (información exocrina).

Las hormigas liberan feromonas (información exocrina), moléculas que contienen información y organizan la vida del hormiguero. Los sapiens liberamos gestos y palabras, relatos, que organizan nuestras sociedades. Son el espejo del Yo socializado. La complejidad, potencialidad y continuidad de nuestro lenguaje es lo que más nos distingue del resto de las especies. Es lo que permite la comunicación, el relato, la acumulación de información, la cultura.

La red neuronal está continuamente adquiriendo y procesando información de todos los recovecos del cuerpo y su entorno y genera palabras que expresan los contenidos de ese procesamiento cuando implican al Yo, al sujeto viviente. El organismo se cuenta a sí mismo por medio del lenguaje interior e incita al individuo a una acción coherente con lo que se cuenta.

Autocontrol

El *feedforward* (prealimentación) y el *feedback* (retroalimentación), el control, son consustanciales a todo lo vivo. El relato también se somete a diversos controles. Necesitamos pre-decir, contarnos el futuro (prealimentación) y comprobar (retroalimentación) cómo van las cosas cuando actuamos desde esa pre-dicción. Fundimos imaginación y realidad. Verificamos que lo que imaginamos (nos contamos) se cumple o incumple. Error-ensayo-error o acierto. Organizamos nuestra conducta como exploración-explotación de recursos o como evitación de daño o despilfarro de energía en esa búsqueda, y verificamos el acierto o error de la estrategia. En ocasiones no actuamos de modo inteligente: consumimos lo que debe evitarse y otras evitamos lo que debe cultivarse. Creemos lo increíble e ignoramos lo conocido.

Un individuo es en la sociedad el equivalente a una célula en el organismo. Se cuenta-cotillea a sí mismo en un ronroneo verbal solo musitado (autocrino). Se cuenta también a los vecinos, amigos y allegados (paracrino) y, a veces, a todo aquel que quiera y sepa oírle y entenderle (endocrino y exocrino) en libros y redes sociales, buscando la retroalimentación del visto bueno del grupo.

La vida es un cuento, un diálogo continuo entre el organismo y su entorno, quizá un sueño, una ficción. Eso dicen los físicos, que son los que más saben de qué va la realidad física, los que entienden de astros y se desentienden de las cartas astrales, pero la biología es otra cosa. Incluye el relato. Sin él no entenderíamos la realidad vivida, sufrida en este caso.[9]

9. S. Stankevicius, «The Self is an Illusion: A Conceptual Framework for Psychotherapy», *Australas Psychiatry*, vol. 25, núm. 3): pp. 243-244.

EL YO Y EL NO-YO NEUROINMUNE

Si tuviera que situar en el organismo el origen de las pe-
nurias del Yo, lo haría en el sistema neuroinmune, aun
reconociendo que todo el cuerpo lo conforma, incluidos
todos los cachivaches que la cultura nos ofrece (móviles,
coches, vestidos, bastones, gafas, audífonos, electrodo-
mésticos, ordenadores…), el denominado fenotipo ex-
tendido. Es el sistema que gobierna, con errores y aciertos. Integra dos subsistemas: el inmune y el nervioso,
cada uno con sus competencias y prestaciones. Entre
ambos construyen y gestionan el Yo, inmunológico y
neuronal.[10]

El subsistema inmune controla continuamente la integridad, identidad, fiabilidad y eficiencia de cada célula,

10. A. Ciaunica, E. V. Shmeleva y M. Levin, «The Brain Is Not Mental!
Coupling Neuronal and Immune Cellular Processing in Human Organisms», *Front Integr Neurosci*, núm. 17 (17 de mayo de 2023), p. 1057622.

otorgándole el certificado de residencia y competencia o negándoselo, dictando su muerte y sustitución por otra más fiable. Protege la seguridad física del organismo, analizando moléculas propias y ajenas que van y vienen. Distingue entre las que son de casa y las foráneas, novedosas, pendientes de ser aceptadas. Construye así el componente inmunológico del Yo, separado del no-Yo. El Yo fiable, del potencialmente peligroso.

Nuestro grupo sanguíneo hace la sangre propia compatible o incompatible con la ajena, a la hora de plantear una transfusión, una acción artificial creada por la evolución cultural y que, por pura lógica biológica, es rechazada en muchos casos. No se puede introducir en el sagrado interior cualquier intruso no acreditado. Hay que revisar sus moléculas, sobre todo si han entrado por la vía de una jeringa que perfora una vena, evitando así los estrictos controles neuroinmunes de la frontera natural del tubo digestivo.[11]

Al igual que existe el Yo inmunológico, determinado por diversos componentes moleculares (antígenos) individuales, existe el Yo como relato, construido y gestionado esta vez por la red neuronal, el subsistema nervioso, una enrevesada red de neuronas y células de la glía,

11. A. Bhat, T. Parr y M. Ramstead, «Immunoceptive Inference: Why Are Psychiatric Disorders an Immune Responses Intertwined?», *Biol Philos*, núm. 3627 (2021).

que vigila, protege y gobierna el organismo, contándoselo todo.

El subsistema inmune rechaza la sangre u órganos ajenos cuando intentamos trasplantarlos y el subsistema nervioso rechaza a su vez relatos ajenos, expresados en gestos y palabras, si no son compatibles con el propio o no cumplen con nuestras expectativas o deseos, si no se ajustan al relato propio. Por supuesto el subsistema inmune y el nervioso también se lo cuentan todo. Comparten datos y decisiones.

El sistema neuroinmune tiende a la xenofobia. Desconfía de lo desconocido, no etiquetado como «de casa». Asimismo, puede dejarse llevar por la xenofilia, el instinto de buscar lo novedoso, salir de la rutina de lo conocido. Como siempre, actuamos impulsados por dos fuerzas antagónicas. La realidad nos atrae a la vez que nos repele.

En principio, la mayoría no soportamos la soledad, incertidumbre y vulnerabilidad del relato propio y tendemos, por biología, a refugiarnos en el relato colectivo. Somos gregarios. Necesitamos socializarnos, organizarnos en torno a un relato compartido, chismoso, promiscuo, orientado hacia un supuesto bien común que nos proteja, de amenazas reales o imaginadas, pero a veces buscamos la soledad, el calor reconfortante de contarnos y oír el relato deseado. Somos los únicos que nos comprendemos.

El relato deseado

En la consulta, el padeciente esperaba recibir un relato ya predeterminado, socializado, con el final feliz del diagnóstico y la receta exitosa. «Tienes esto y tómate esto. Tenemos de todo para todo». El relato también es autocomplaciente para el profesional.

El *wishful thinking* (pensamiento deseo): es el relato hecho a nuestra medida. Queremos que nos digan lo que nos gustaría oír (cognición motivada). Tenemos nuestros motivos. No hay de qué preocuparse. Siempre hay alguien dispuesto a regalarnos los oídos en el mercadillo de los remedios. Tiene sus motivos para hacerlo y conoce lo que queremos oír.

Yo tenía construido un relato extraño, incompatible en muchos casos con el del padeciente.

La pregunta «¿Qué piensas?» descolocaba. Se recibía con recelo: «Este también piensa que me duele porque pienso que me va a doler» (el hombre de paja).

«No me cuentes historias y solucióname el problema. Para eso eres el médico».

«Quítame el sufrimiento». «No he venido a oír tu filosofía barata».

«No me interesa saber **quién** o qué soy, sino **qué** tengo. Investiga y quítamelo». «Necesito una terapia».

Los padecientes no se interesaban por su Yo, su relato, por saber lo que piensan y se cuentan, escuchan y no escuchan, sino por su **qué** corporal.

Si les hubiera interesado su **quién** habrían acudido al psicólogo o a los exitosos libros de autoayuda.

Sin embargo, un organismo no solo es el soporte físico de materia y energía, sino que incluye a quien lo habita: ese Yo misterioso que no deja de contarse y siente en sus entrañas el hecho de vivir, precisamente en ese hogar (relato) exclusivo de su organismo.

El Yo no es un fantasma, un alma, un espíritu o un okupa. Simplemente es el organismo que se cuenta a sí mismo, construye y actualiza un relato, integrando todos los microrrelatos de sus componentes, y se cuenta, a su vez, en el grupo al que se afilia, haciendo que cada Yo no pueda evitar hablar y hablarse, contándose lo que le han enseñado a contar y haciendo lo que le han enseñado a hacer, aunque no siempre funcione, en cuyo caso aparece la sospecha de que es uno el causante de sus padecimientos.

El relato (autocrino, paracrino, endocrino y exocrino) es biología, lo más biológico de la realidad de los seres vivos, lo que nos distingue a los sujetos de los objetos.

La medicina preventiva debería incluir la revisión periódica del relato, para comprobar que se ajusta a los cánones de lo saludable, de lo que realmente sucede.

—Buenos días, doctor. Vengo a la revisión anual de mi relato.

—Cuéntame. ¿Qué te cuentas?

Nunca me sucedió, pero tendría toda la lógica del mundo biológico.

¿Qué comes? ¿Qué haces? ¿Qué tal duermes? ¿Cómo te va la vida?

¿Qué cuentas y te cuentas? ¿Qué te han contado? ¿Qué piensas de ti?

CON LA AYUDA DE DIOS
Y LA CIENCIA

Antaño tendíamos a depender de los designios de los dioses (de toda palabra que sale de la boca de Dios...) y solicitábamos su ayuda cuando las cosas se torcían, pidiendo antes perdón por si les habíamos ofendido en algo. Nos agrupábamos en torno a un relato construido y revelado por entidades sobrenaturales.

«En el principio era el Verbo, y el Verbo era con Dios, y el Verbo era Dios».

Parecía que en nuestra mente hubiera dos entidades: una, de rango superior, un super-Yo, que todo lo sabía y podía, y otra pequeña, el Yo ignorante y metepatas, que tendía a caminar por donde no debía. El relato del super-Yo estaba ahí, y nos limitábamos a hacer lo que podíamos para acatarlo o aparentarlo al menos.

Él era el que era, pero también tenía un relato (el Verbo) y los mortales teníamos que amoldarnos a nuestro papel en el guion, o cargar con las consecuencias si no cumplíamos.

Todo hace pensar que los dioses que nos han creado, según dicen, a «su imagen y semejanza», se han hartado de nosotros (o los hemos creado nosotros y somos los que nos hemos hartado) y nos han dejado desasistidos. El estrés que esa incertidumbre conlleva ha impulsado a los sapiens a asociarse para solucionar sus problemas. La cooperación es una estrategia evolutiva que suple las carencias del individuo solitario cuando la cosa no funciona.

Poco a poco de esa cooperación ha ido surgiendo la ciencia, un esforzado intento de los sapiens para poner un parche a la soledad generada por el hartazgo y el abandono divinos.

La ciencia está de moda. Es el oráculo de los nuevos tiempos, de los nuevos dioses. Sale en los medios de comunicación a todas horas. Las lecturas piadosas actuales se centran en la salud, en el buen vivir. Las consultas han sustituido a los confesonarios. Los expertos, a los sacerdotes y los profetas.[12]

«Doctor, me acuso: bebo, fumo, hago poco ejercicio,

---

12. J. Gordon, F. Chierichetti, A. Panconesi, G. Pezzulo, «Information Foraging with an Oracle», *PLoS One*, 28 de diciembre de 2023, vol. 18, núm. 12, p. e0295005.

duermo mal, me sobran kilos, tengo estrés, no gestiono bien mis emociones...».

«Dime, Ciencia, ¿qué está pasando en mi cuerpo que me impide vivir la vida? ¿Qué hago mal? ¿Qué tengo de más o de menos? Cuéntame. Cuantifícame. Júzgame. Aconséjame. Ayúdame. Tú que todo lo sabes y puedes, haz algo por mí. Quiero vivir mucho y bien. Dame pautas, mandamientos; ponme penitencias, terapias».

Aunque no creamos en los dioses, seguimos rezando, encomendándonos ahora a la ciencia. Sigue habiendo un relato de una entidad superior, que debe guiar nuestras vidas.

Las sociedades sufren, se estresan. A veces por sucesos externos negativos: hambrunas, sequías, terremotos, inundaciones, huracanes... y otras, por culpa de los relatos que se han construido y aceptado frente a los relatos de los vecinos. Existen el Yo y no-Yo individual y el Yo y el no-Yo colectivo. El amigo y el enemigo. El bueno y el malo, como en el cine.

El organismo no es una excepción; padece por sucesos negativos que sobrevienen: quemaduras, infecciones, traumatismos..., pero también puede pagar las consecuencias de un relato construido, socializado, gregario, alejado muchas veces de su situación real.

La vida se nos vuelve conflictiva a poco que nos descuidemos, por culpa del relato, del Yo, de lo que le cuentan y se cuenta, y se lo cree, por si acaso, por si funciona.

¿QUÉ SOMOS, EN REALIDAD?

Cuando algo se tuerce hay que hacer(se) buenas preguntas, las sustanciales.

«No hay que huir de la realidad, sino a la realidad», como dice J. A. González Sainz.

La ciencia, o la filosofía, como se prefiera, se interesa por lo que somos (ontología), por lo que experimentamos siendo eso que somos (fenomenología) y por analizar los fundamentos de lo que proponemos como conocimiento (epistemología).

La fenomenología no plantea problemas. Es evidente para cada uno. Todos sabemos cómo nos sentimos y conocemos nuestro relato intrusivo, cuchicheado automáticamente cuando no tenemos otra cosa que hacer (memoria autobiográfica). Otra cosa muy distinta son la ontología y la epistemología, lo que en realidad somos (ontología) y da lugar a lo que experimentamos, y lo que sabemos y desconocemos en torno a esa cuestión (epistemología).

Si nos interesa lo ontológico y epistemológico, tenemos que preguntar a los científicos y los filósofos de la ciencia, mostrar curiosidad por sus cuentos.

Los biólogos nos contarán que somos una sociedad de células que sobreviven en el espacio extracelular que ellas mismas crean. Los químicos precisarán que una célula y su espacio extracelular no son más que un ir y venir de unos pocos átomos; básicamente CHiNO: **C**arbono, **H**idrógeno, **N**itrógeno y **O**xígeno. También fósforo y azufre y otros de menor presencia. Todos imprescindibles.

En total, la realidad externa e interna está constituida por 118 tipos de átomos, los famosos elementos de la tabla periódica, que te sonará, vagamente, del bachillerato.

Somos polvo de estrellas, sobrevenidos de la nada en el horno del *big bang*. Primero surgió el hidrógeno, luego el helio y, a lo largo del espacio-tiempo, todos los demás elementos. Somos agrupaciones cambiantes, transitorias, de átomos.

Nuestras sociedades de Yoes y no-Yoes son, en realidad, físicamente, sociedades de átomos.

Un físico aclararía que el á-tomo (in-divisible) no es una bolita diminuta compacta e indivisible, sino un sistema complejo que integra un conjunto de partículas sometidas a las tensiones de los campos de diversas fuerzas en el espacio-tiempo. En esencia, el átomo está vacío. Podríamos afirmar que somos nada. Una probabilidad entre muchos universos posibles. Puede que todo, incluido el espacio-tiempo, sea solo una ficción construida por cada observador. La realidad únicamente existe cuando se observa.

Somos solo fenómenos, experiencias, surgidas de no se sabe qué ni cómo; de la nada… para nada. No hay intencionalidad en la materia ni en la energía.

El matemático, experto en probabilidades, entraría al trapo y ofrecería sus ecuaciones de lo «cuántico», de los números, de sus grafos, diagramas de flujo y gráficas. No somos más que probabilidades, ecuaciones. Una jerga ininteligible de cifras y letras que escribe un sabio chiflado en una pizarra.

Si se disecciona la realidad hasta el extremo y damos por buenos los cuentos de los científicos, se llega a una conclusión descorazonadora: la realidad no existe. Somos nada. La vida, la biología son moléculas (biología molecular); las moléculas son átomos; los átomos son partículas, y las partículas no sabemos muy bien, creo, lo que son.[13]

13. J. Rodríguez de Santiago, *La realidad no existe*, Madrid, Aguilar, 2023.

Nadie vino a la consulta a preguntar por su ontología, pero no está de más conocer y reconocer lo que ciertamente somos.

La película de la vida

¿Qué opino Yo sobre ti, tu relato?

Tu Yo, el que te mortifica e invalida, por supuesto, es real, físico, químico y matemático, pero es también una construcción histórica del organismo, proyectada en la conciencia en forma de un canal continuo de televisión,[14] una película tridimensional, un holograma dinámico, un relato en el que actuamos, esforzándonos en cumplir con el papel asignado, para vivir y sobrevivir, individual y colectivamente, dejándonos llevar de las apariencias.

Asistimos como espectadores a la proyección del relato en la pantalla misteriosa de la conciencia, pero no podemos saber si lo que hemos visto o vemos en ella es algo que está sucediendo fisicoquímicamente o es producto de la imaginación. ¡Ojo!, no del espectador (el Yo), sino de lo que, sea lo que sea, construye esa película: nuestro organismo socializado.

No se precisa en la pantalla si está basado o no en

14. R. Yuste, *El cerebro, el teatro del mundo. Descubre cómo funciona y cómo crea nuestra realidad*, Barcelona, Paidós, 2024.

hechos reales. No lo podemos saber por nosotros mismos y consultamos a los que entienden de la cuestión: los expertos en el organismo humano. Estamos en sus manos y sus palabras. No podemos evitar ser ingenuos y bien pensados y damos por buenos sus relatos, esperando (deseando) que sean ciertos y, sobre todo, prácticos.

Si el encuentro decepciona se buscan otros relatos, oficiales o alternativos, que encajen con el nuestro. Si aparece el alivio, lo damos por bueno, sin importarnos su fundamento.

Lo que nos importa es la experiencia de vida, la fenomenología. Sentirnos bien.

Un poco de ontología nos vendría bien. Eso poco que vamos sabiendo sobre la realidad nos acercaría a ella.

A MÍ ME FUNCIONA

El fenómeno, la experiencia de vivir, impone su poder sobre la realidad, aunque sea una ficción que nos aleja de ella.[15]

La experiencia no es la madre de la ciencia, sino el experimento, que es otra cosa muy distinta.

«En mi experiencia» o «a mí me funciona» son dos argumentos engañosos de los que conviene librarse si queremos lidiar con el mundo real. Vale la reflexión tanto para profesionales como para padecientes. Tampoco es válida la conclusión de signo contrario: «A mí no me funciona, luego esto que me propones no es cierto, en mi caso».

Un producto homeopático, dicen los negacionistas alopáticos, no es nada, ontológicamente está vacío. Solo

---

15. A. Frank, M. Gleiser y E. Thompson, *The Blind Spot. Why Science Cannot Ignore Human Experience*, Cambridge (Massachussets), MIT Press, 2024.

contiene el excipiente: agua con sacarosa. En un principio contenía una molécula que se suponía responsable del mal, pero las sucesivas diluciones la han eliminado, dándole al producto residual su poder terapéutico, sostienen los creyentes.

Lo que perjudica cura si lo diluimos: esa es la justificación.

La memoria de esa molécula que estuvo, pero ya no está, funciona a muchos padecientes. Va fenomenológicamente fenomenal.

El agua con sacarosa, sin embargo, no está vacía. Contiene información, expectativa, relato, creencia, un componente fundamental para vivir, experimentar, la vida.

Algunos organismos aceptan el relato. Se tragan el producto en su integridad: el agua, la sacarosa y la información. Esta sigue en el agua, siempre que el organismo de quien se la beba la dé por buena, no la rechace. Todas las terapias contienen el añadido del relato.

La administración oculta de un analgésico alopático (por ejemplo, morfina) pierde gran parte de su efecto porque hemos eliminado el relato, la información. Una cápsula vacía nos puede aliviar si incluimos en el relato la mentira de que contiene un analgésico poderoso.

Dicen los expertos alopáticos que lo que funciona en la homeopatía no es la memoria de la molécula, sino la creencia, el efecto placebo. Sus partidarios, sin embargo, sostienen que el producto contiene algún ingrediente real que desconocemos y ejerce una acción benéfica también real. Publican sus evidencias en sus revistas. La ciencia no lo sabe todo, aunque lo publique.

«Yo solo sé que a mí me funciona». «No sé lo que es realmente ni me importa».

He oído muchos relatos de ese tipo, referidos a todo tipo de terapias, oficiales y alternativas.

Los padecientes necesitan librarse del horror de los síntomas. Prueban todo lo publicitado y acabarán creyendo en lo que aparentemente les ha devuelto la función de vivir la vida. Necesitan creer en lo que les ayuda y descreer en lo que no les sirve.[16]

16. F. Vidal y F. Ortega, *¿Somos nuestro cerebro? La construcción del sujeto cerebral*, Madrid, Alianza, 2021.

VIVIMOS EN LA APARIENCIA, PERO LAS APARIENCIAS ENGAÑAN

Somos ingenuos. Identificamos la realidad con la apariencia, los datos que nos aportan, aparentemente, los sentidos externos e internos. Vemos con nuestros ojos, oímos con nuestros oídos y olemos con nuestras narices. Puede que la realidad sea algo distinto, a veces contrario a lo que, en apariencia, nos cuentan los sentidos.

La Tierra parece plana y el Sol parece girar alrededor nuestro para iluminarnos y calentarnos. No hacen falta relatos de expertos. Es evidente que es así… a efectos prácticos. Funcionamos en la idea de una superficie horizontal, nivelada y quieta. Todos actuamos como si fuéramos terraplanistas.

Afortunada o desgraciadamente, los expertos de la física y las matemáticas nos han convencido a la mayoría de que la Tierra es redonda y gira sobre sí misma y alrededor del Sol a toda velocidad, aunque nos parezca que está quieta y que lo que se mueve es el Sol.

Poco a poco la especie ha ido construyendo conocimiento, ontología y epistemología, aunque cada pasito que damos nos aleja cada vez más del todo por conocer.[17]

La ciencia nos permite reconocer mejor el desconocimiento, librarnos de las apariencias.

Si nos sentimos bien, no nos hacemos cábalas. El problema aparece cuando el Yo, el relato, la película, se tuerce y se vuelve insoportable, inhabitable. Algo no va bien. ¿Es el organismo, el soporte fisicoquímico, o es su relato? ¿Son los átomos, las moléculas, los mensajeros (hormonas, citoquinas, neurotransmisores), la microbiota (el segundo cerebro), el cuerpo que nos habla en la jerga confusa de los síntomas o es la imaginación, el desconocimiento, el miedo, el deseo contrariado, la fe y la esperanza injustificada?

«No entiendo lo que me quieres decir», pensarás. «¿Quién o qué desea y teme? ¿Acaso Yo? ¿No me encuentro bien porque Yo quiero, porque me lo imagino?».

En absoluto. No te precipites. No me malinterpretes (otra vez el hombre de paja). Espera a leer todo el libro.

Me ha llevado mi tiempo saber que ese Yo que inte-

---

17. D. Deutsch, *El comienzo del infinito*, Barcelona, Biblioteca Buridán, 2012.

gra todos los relatos de sus componentes no es fiable en algunas cuestiones, y puede amargarnos la vida de forma innecesaria. **Puede que vivamos, en ocasiones, en un relato alejado de la realidad, en un organismo imaginado, calumniado por nosotros mismos a base de tragarnos, ingenuamente, historias de los expertos y lo que es más grave: un organismo alejado de la funcionalidad.**

Vivimos, nacemos, crecemos, nos criamos rodeados de mitos, espejismos, bulos, sesgos y falacias propias y ajenas, individuales y colectivas. Relatos falsos que prometen mucho y cumplen poco o nada, por culpa de uno mismo o de «los otros». Están en el entorno y, sin darnos cuenta, entran a formar parte de nosotros, de nuestras narrativas. Condicionan el funcionamiento del organismo, de sus átomos, sometidos a la dictadura del relato.

El *feedforward* (prealimentación) anda descontrolado, alimentándose a sí mismo como una pescadilla que se muerde y regenera la cola a la vez y engorda. Nos hemos alejado de la realidad, del *feedback* sensorial (retroalimentación). La imaginación se desborda, incontenible.

En la medida en que creo que he reconocido todos esos mitos y que me han afectado, los cuento en el libro, porque conocerlos me ayudó a librarme de ellos. Puede que mi relato ayude a algunos, y, previsiblemente, enfurezca a otros. Lo sé de buena tinta. Todo se cuenta y se sabe en las redes sociales. Todos tenemos a alguien que necesita odiarnos para justificar su relato.

Asistimos, para bien o para mal, a un bombardeo informativo incontrolable, con todo tipo de mensajes contradictorios, sobre el origen del mal y del bienvivir, sobre lo que nos mortifica y sobre cómo podemos evitarlo. Todo es malo o bueno, aunque lo ignoremos, y los expertos se esfuerzan en que lo sepamos, no se sabe si en nuestro beneficio o el suyo.

Si no se objetiva algo anormal en el **qué real,** se cuestiona el **quién:** el Yo que no da la talla en la vida, no cuida su cuerpo, no come lo que debe, no se mueve lo suficiente o lo hace demasiado, no resuelve sus estreses, duerme mal, ignora las claves del buen vivir o no gestiona sus emociones. El cuerpo es sabio, dicen, y expresa su queja con los síntomas. Hay que hacerle caso y enmendar nuestros hábitos. Los expertos nos ayudarán a corregirlos, cada uno con su relato del bienvivir.

Los mandamientos civiles han sustituido a los divinos. Ya no pecamos contra dioses, sino contra nosotros mismos, contra nuestro organismo. No lo cuidamos, no lo escuchamos, no lo queremos. Eso dicen.

El Yo es el malo de la película, el que hace «el indio». Los expertos son los buenos, el Séptimo de Caballería.

Quizá para el padeciente sea lo contrario. «No me comprenden, no me creen. No aciertan conmigo».

Siempre hay que considerar todas las hipótesis, si son plausibles, razonables. A veces el culpable es el que menos sospechas infunde…

La naturaleza y el cuerpo no son necesariamente sabios. Se limitan a cumplir con las leyes físico-químico-matemáticas y las dinámicas sociales. Van a su bola. No está de más plantear la hipótesis de la imbecilidad-ingenuidad potencial del cuerpo y someterla a pruebas para ver si es el caso.

La inteligencia, natural o artificial, está de moda. Nadie habla de su contraria: la imbecilidad (con perdón), también natural o artificial. Se ha banalizado. Todo se vende y compra como verdad interesada.

¿Es inteligente el relato en el que malvives?

¿Se ajusta a la realidad y te soluciona problemas, o los crea?

LA CONDICIÓN HUMANA.
LA ESPECIE MAL ELEGIDA

Las cosas no pintan bien en estos tiempos convulsos para los sapiens. Si repasamos la Historia, puede que siempre haya sido así. Cualquier tiempo pasado fue mejor, o peor, según se mire. Ahora vivimos lo que nos corresponde y no parece que nos vaya bien. Somos una especie abocada a la fatalidad. Siempre hay un alguien individual o colectivo que actúa contra nosotros.

Tenemos bajos y altos instintos que deben contenerse. No se nos puede dejar solos porque acabaríamos a tortas, todos contra todos, tal como sugería Thomas Hobbes (*Leviatán*, 1651), justificando así el poder eclesiástico y civil, el único capaz de contener nuestra barbarie, o, quizá, ese Estado omnipotente tendría que dejarnos caminar a nuestro antojo porque se entromete demasiado en nuestras vidas, como opinaba

Rousseau: «El hombre nace bueno y la sociedad lo corrompe».

Hemos destituido al buen Dios y hemos rellenado el vacío con entidades de dudosa fiabilidad a las que rendimos pleitesía. El caso es que siempre hemos incluido y venerado en nuestros relatos a héroes, dioses, entidades sobrehumanas omnipotentes, naciones, dictadores, revolucionarios, eminencias, movimientos pro y contraculturales, psiquiatras y antipsiquiatras, gurús, *influencers*, expertos e instituciones, que se ofrecen a organizar nuestra experiencia de vida, individual y colectivamente.

Por necesidad o necedad los hemos inventado, probado y aprobado o reprobado, sin que consigamos establecer un equilibrio razonable.

Frente a este pesimismo rampante, puede que justificado, aparece la esperanza de los avances científicos. Poco a poco se va conociendo la realidad en sus múltiples niveles y se van despejando las brumas de modelos teóricos irracionales, increíbles, pero creídos.

Hemos sustituido las absurdas y peligrosas sangrías por las salvadoras transfusiones; los *miasmas* (supuestos e inexistentes efluvios pútridos de la materia orgánica en descomposición) por los malditos gérmenes y los benditos antibióticos.

Esforzados investigadores han sacado los colores a los expertos de la época y han abierto los ojos de los súbditos para demostrar que el traje nuevo del emperador es ninguno.[18]

No tiene por qué ser verdad lo que todo el mundo piensa que es verdad.

La historia de la medicina contiene, como todo, un lado luminoso y otro oscuro. Existe una buena y una mala medicina.[19] La basada en la ciencia y la basada en la credulidad de los padecientes.

Todo se proclama en nombre del Alto Tribunal de la Ciencia. La ciencia dice... la ciencia promete... la ciencia dicta sentencia. Tiene evidencia.

La ciencia prometida

La ciencia es algo muy valioso para los humanos. El conocimiento (y el desconocimiento o error reconocido) es lo más preciado que tenemos como especie, pero no siempre lo tenemos incorporado, y residimos en un relato contrario a lo que debiéramos saber, en una película que nos condena a malvivir sin merecerlo, por culpa de falsos relatos, del desconocimiento de lo que, a ciencia cierta, verificada, conocemos.

18. H. C. Andersen, *El traje nuevo del emperador*, 1837.
19. D. Wootton, *Bad Medicine: Doctors Doing Harm since Hippocrates*, Oxford, Oxford University Press, 2007.

Podemos vivir en la ficción de que el relato de los expertos proviene de la ciencia, cuando, realmente, es contrario a ella. Al igual que había dioses falsos ajenos y propios verdaderos, rechazamos ciencias falsas ajenas y veneramos una única ciencia verdadera, la propia.

Te recomiendo que te intereses por el relato, por el Yo, por lo que conoces y desconoces, no por lo que crees por un acto de fe y esperanza por necesidad, por pura afiliación social, una vez que los expertos te han descartado problemas del organismo real, el de los átomos.

Los relatos se pueden y deben analizar y corregir si nos alejan de la realidad y del disfrute vital. Generan efectos secundarios.

Basta con cambiar el relato con información y actuar, vivir en esa nueva versión del organismo.

EDUCACIÓN TERAPÉUTICA

Los expertos han acuñado una nueva forma de terapia para ese Yo atormentado por el relato, expresado como dolor, la queja más emblemática: la educación terapéutica en neurociencia del dolor.[20, 21] Básicamente consiste en tratar de convencer al padeciente, desde la evidencia de la neurociencia verdadera, de que su organismo está bien, pero, por desconocimiento y adoctrinamiento, ha construido un relato falso, influido por todo tipo de expertos, y lo que debe hacer es modificarlo y volver a vi-

20. M. A. Galan-Martin, F. Montero-Cuadrado, E. Lluch-Girbes, *et al.*, «Pain Neuroscience Education and Physical Therapeutic Exercise for Patients with Chronic Spinal Pain in Spanish Physiotherapy Primary Care: A Pragmatic Randomized Controlled Trial», *J Clin Med,* vol. 9, núm. 4 (22 de abril de 2020), p. 1201.

21. I. Aguirrezabal, M. S. Pérez de San Román, R. Cobos-Campos, *et al.*, «Effectiveness of a Primary Care-Based Group Educational Intervention in the Management of Patients with Migraine: A Randomized Controlled Trial», *Prim Health Care Res Dev,* núm. 20(e155): pp. 1-7 (13 de diciembre de 2019).

vir, a funcionar sin miedo con ese novedoso conocimiento en un relato distinto.

«Tu cuerpo es normal. Muévete. Te acompaño. Fíate de mí, de lo que dice la ciencia creíble. Vamos a jugar. Ya verás qué divertido. No tengas miedo».

Moverse, vivir, es «terapéutico»: ejercicio terapéutico. Es un buen consejo. Hay evidencias.

—¿Cuánto te duele, ahora?

—2/10. ¡Funciona!

Al igual que el descubrimiento de los microbios supuso un cambio sustancial en las teorías y prácticas de la medicina, estamos ante un cambio similar. Lo que hemos enseñado a pensar y hacer a profesionales y padecientes con el dolor, apoyados en la apariencia de las cosas, es justo lo contrario de lo que debiéramos decir y hacer.[22] Podríamos extender la cuestión a otros síntomas y ofrecer también una educación terapéutica en neurociencia del mareo, del cansancio, del insomnio, del vértigo, de la falta de concentración, del desánimo, de la ansiedad, con el complemento del correspondiente ejercicio terapéutico. Estaríamos ante la educación terapéutica en biología del relato, del Yo.

Tenemos un problema serio con el relato. Siempre lo hemos tenido. Es hora de actualizarlo.

22. M. Lyman, *The Painful Truth. The New Science of Why We Hurt and How We Can Heal*, Londres, Penguin Books, 2022.

Es la hora, una vez más, de la Ilustración.

Hay que atreverse a saber; «*Sapere aude*» (Immanuel Kant, 1784).

«Vivir es conocer» (Humberto Maturana, 1998).

No hay que fiarse de los relatos de nadie: «*Nullius in verba*» (The Royal Society, 1662).

El matemático Georg Cantor formuló la ley de conservación de la ignorancia: «Es casi imposible cambiar un estado de cosas arraigado. Y es tanto más difícil cuanto menos sabe la persona o personas de la cuestión».

El relato se defiende a capa y espada, como un bien muy preciado que nos quieren quitar. La fe se fortalece y atrinchera cuanto más inverosímil sea lo que proclama.

Una mala combinación: ignorancia con arrogancia. Vale tanto para los padecientes como para los profesionales. «La ignorancia no exime del cumplimiento de la ley», advierten los juristas. La ignorancia de las leyes fisicoquímicas no nos exime a los seres vivos de su cumplimiento. Ignorar la ley de la gravedad no nos permite volar. Comer una seta venenosa creyendo por un acto de fe que es comestible no nos libra del envenenamiento. La fe no mueve montañas. Los milagros no existen más que en los relatos de los creyentes en los milagros. No podemos evitar las leyes de la física.

Ignorar la importancia del relato no nos impide padecerlo innecesariamente.

Una creencia no es una ley. No importa quién la sustente. No te dejes llevar por la autoridad de quien la defiende (*falacia ad verecundiam. «Magister dixit»*).

«Me han explicado que padezco migraña, una enfermedad cerebral genética, misteriosa e irreversible». Todos los neurólogos lo afirman, apoyándose en miles de artículos que presentan todo tipo de evidencias. Creen en lo que ellos predican. Quizá por ello son los que más la padecen.[23]

Puede que ese relato profesional sea cuestionable. Intenta buscar sus puntos débiles, somételo a pruebas, falséalo, considera otras hipótesis si son plausibles.

No hagas caso; es solo un cuento, entre otros muchos posibles. Considera esa posibilidad.

No lo fíes todo a los átomos (genes, fármacos) ni a tu estilo de vida. Revisa tu relato de creyente ingenuo. Tal vez sea el causante de tu sinvivir.

No todo lo que se presenta en nombre de la ciencia la representa.

De lo que se cree se cría.

Cuídate.

Existes, luego piensa. Conoce. Aprende.

---

23. R. W. Evans, R. B. Lipton, S. D. Silberstein, «The Prevalence of Migraine in Neurologists», *Neurology*, vol. 61, núm. 9 (11 de noviembre de 2003), pp. 1271-1272.

¿QUÉ PIENSAS?

Te cedo este capítulo para que opines sobre lo leído y me acerques a tu relato, a tu película. ¿Qué opinas sobre lo que opino?

Gracias.

Siento, sobre todo, desconcierto. No es lo que esperaba. Yo solo sé que no me encuentro bien. Esa es mi realidad. Me duele, estoy cansada. A veces me mareo, no me concentro, duermo mal...

He visitado a muchos profesionales en busca de un diagnóstico y una terapia, pero no he conseguido ninguna de esas dos cosas y cada vez estoy, perdón, me siento peor.

Según te leía, alucinaba. Este discurso de la ciencia, los átomos, la física cuántica, el *big bang*, las sociedades de moléculas, de células, me resulta ajeno. No forma parte de mí, o de mi película, como dices. Es la primera vez que lo oigo y, si es cierto, no comprendo por qué no me lo han contado los profesionales que hasta ahora me han atendido, pero no me han entendido.

No sé si aceptaré este discurso o lo rechazaré. Creo que tampoco está en mi mano hacerlo. He querido creer, ingenuamente, en todo lo que me han ido contando, para ver si me funcionaba, pero me he quedado ya sin fuerzas para creer en nada.

Necesito sentirme bien para dar el visto bueno a lo que me cuentan.

Necesitaría unas pautas, un algo que tienes que dármelo tú, pues me siento incapaz de hacer nada por mí misma. Tengo un lío mental.

No sé si me caes bien y si te daré otra cita. Eres un poco rarito.

Por otra parte, veo una contradicción. Ese Yo que tratas de explicarme, el relato, es o puede ser el responsable de mi malestar, pero ese Yo, según Tú, no soy Yo, sino algo que mi organismo ha construido a mis espaldas. ¿Yo soy Yo o no soy?

Yo solo soy, según tú, partículas, algo cuántico, medible, pero han generado vida como por arte de magia, sin dejar de ser solo partículas. La vida, además, no se mide, no se cuantifica. Únicamente el tiempo que la sufrimos o disfrutamos, los años.

¿Cuánta vida tengo en este momento?

Bueno, sí. Puedo contestarte: vivida, disfrutada, poca o ninguna.

Me encanta vivir, pero no puedo. Mi cuerpo, o mi organismo, como prefieres llamarlo, me lo impide.

¿Cuántas ganas tengo de vivir?

Todas. Infinitas.

Los demás me ven bien por fuera y piensan que me invento los síntomas, que los imagino.

He leído que citas a la imaginación, lo de la película que no está basada en hechos reales...

¿Solo soy una espectadora atada a la butaca frente a la pantalla? ¿Me puedo montar la peli que yo quiera? ¿Hay una cartelera para elegir?

Puede que sí, ahora que lo pienso. Hay medicinas varias, la oficial y las alternativas. Podemos elegir acudir a cualquiera de ellas, pero hay que pagarlas, y ya las he probado todas y ninguna me ha funcionado.

Este encuentro, dices, es cine, una escena, con un guion previsible. Es una peli extraña. Cuando intente contar lo que he visto no me van a entender. Pensarán que se me ha ido la olla o me he metido en una secta.

¿Puedes modificar tú la película, eliminar los trozos que no coinciden con lo que tú crees, es decir, censurarla, y proyectarla en esa pantalla de mi Yo, con un final feliz?

No sé. Es todo distinto a lo que me han contado.

Reconozco mi ignorancia y siento curiosidad por conocer más. Intentaré comprender lo que me estás contando, tu relato. Puede que «funcione»...

Por lo menos, es interesante. Me has dedicado tu tiempo escribiendo este libro. Me has cedido, incluso, este capítulo...

Vale. Te pido otra cita, pero que quede claro que no me interesa hacerme un psicoanálisis. No quiero repasar mi vida, mi infancia, mis traumas, mi personalidad. Me llevo bien conmigo misma. No quiero cambiarme.

Me alegro de que sigas leyendo. Vamos a darnos una oportunidad. Solo una cosa: el organismo se construye físicamente. Nace, crece y muere. El relato forma parte de esa construcción. El sistema nervioso se encarga de él, integrando todos los relatos internos de sus componentes, y los relatos de otros individuos. El soporte fisicoquímico, atómico, no es algo vivo sin el relato. Sería un robot que se mueve y parece humano, pero sin conciencia. No tendría ese Yo sintiente y pensante, que es el que nos ocupa: el que atribuye algo que sucede a algo o a alguien, en función de su experiencia, pero también de lo que le han enseñado a atribuir.

Una recomendación importante, antes de que reanudes la lectura. Olvídate de si va a funcionar. Deja de pensar en el síntoma. Céntrate en comprender lo que lees, en conocer las leyes básicas fisicoquímicas y la dinámica de la evolución, del aprendizaje. Desconfía de los que hablan en nombre de la ciencia y opinan sobre cuestiones de las que la misma ciencia reconoce su ignorancia más absoluta. Mata las preguntas que no tienen respuesta. Intento compartir contigo lo poco que sé y lo mucho que ignoro. Aprende a descubrir la ignorancia (el rey desnudo) y no taparla con lo que ofrece el oro y el moro.

Lo intentaré, pero no puedo prometer nada.

ORÍGENES (MIS PRIMEROS CUENTOS)

Somos un proceso, un sistema complejo que se autoconstruye, se adapta (resuelve problemas) y se cuenta a lo largo del tiempo. Recién llegados al mundo nos contaban cuentos increíbles e ininteligibles que pretendían explicar por qué y para qué estábamos aquí...

Había una asignatura, Ciencias Naturales, que ofrecía información sobre la vida, pero omitía cuestiones básicas de la biología (evolución, reproducción...) que se trataban en otra asignatura: Religión. En ella se nos instruía en el «Gran Relato».

Conservo retazos de los relatos del colegio de los frailes sobre el origen de la vida. «En el principio era el Verbo y el Verbo era Dios», o algo así... «El Verbo se hizo carne y habitó entre nosotros». Dios creó el mundo en seis días. Todo fue creado por Él... Cogió polvo de la tierra y le insufló vida, para crear un hombre. Luego arrancó una costilla a Adán o el hueso del pene (báculo) según otras versiones bíblicas y con él creó una mujer para todo para que el pobre Adán no se sintiera solo. Somos los únicos primates sin ese hueso y tenemos que conseguir la erección para tener descendencia.

Por supuesto, creí firmemente todo lo que me contaban.[24]

No empecé a interesarme en serio por lo que dijo un tal Charles Darwin hasta los cuarenta años. Nadie me habló de evolución en la facultad ni en mi periodo de formación como residente. Increíble.

«Nada tiene sentido en biología si no es a la luz de la evolución», dijo Theodosius Dobzhansky, genetista.

Nada tiene sentido (o debiera tenerlo) en medicina si no es a la luz de la biología, es decir, la evolución... No siempre se respeta esa máxima. En algunas cuestiones todo tiene sentido en los relatos de la medicina a la luz de intereses varios, ajenos a los del padeciente y ajenos también a la biología, a la evolución.

«El hombre desciende del mono». Eso era todo. Bastaba una visita a un zoo o al circo para aceptar la afirmación (sesgo de confirmación). Somos monos evoluciona-

24. R. Cusack, M. Ranzato, C. J. Charvet, «Helpless Infants Are Learning a Foundation Model», *Trends Cogn Sci*, vol. 28, núm. 8 (agosto de 2024), pp. 726-738.

dos, más listos; los demás se quedaron estancados. Somos la especie elegida. Dios nos escogió, no sé muy bien por qué, visto lo visto, pues le salimos ranas.

Ahora sé que no es así exactamente. Nos limitamos a compartir en el pasado ancestros comunes con todos los bichos vivientes, no solo con los monos, sino también con las bacterias, los hongos y los vegetales. Todos los seres vivos somos inteligentes o imbéciles potenciales. Disponemos de recursos para seguir vivos y reproducirnos. Otra cuestión es cómo los adquirimos y gestionamos.

Mi *big bang*

Mi organismo comenzó a construirse en julio de 1945, partiendo de un simple óvulo y un aún más simple espermatozoide que consiguió llegar a su destino esquivando a las células del xenófobo sistema inmune de mi madre, que trataban de eliminar a ese ejército invasor de mini-Yos ajenos, como si fueran gérmenes. Una vez superadas las barreras inmunológicas, el núcleo del mini-Yo superviviente de mi padre se fusionó con el núcleo de mi madre, en una especie de *big bang* nuclear, y se iniciaba así el asombroso proceso de mi construcción, autoorganizando moléculas, células, órganos y sistemas en el entorno del útero.

El sistema inmune de mi madre me toleró, a pesar de que ese nuevo mini-Yo, el híbrido generado entre el espermatozoide superviviente y el óvulo, fuera inmunológicamente incompatible con el Yo de mi madre. La xenofilia pudo con la xenofobia.

El embarazo es una condición extraña: dos seres vivos conviviendo estrechamente en un entorno común, contándose y escuchándose el uno al otro, tolerándose como si fueran uno solo, una sociedad, en mi caso, bien avenida.

Una vez en el mundo extrauterino, mi organismo, a su vez, toleró la leche materna y, tras el destete, la de amables y anónimas mamíferas que pastaban compulsivamente para que yo me criara fuerte y sano.

Ya desde el primer momento de mi constitución como único zigoto, el relato se fue construyendo, ajustándose a lo que nos contábamos mi madre y Yo en el interior del útero a través de la placenta.[25]

Después de nueve meses llegué al mundo extrauterino, aparentemente sin anomalías reseñables, en Mondragón, el 4 de abril de 1946, con la dotación XY y la condición astral de los Aries. En este caso el tamaño importa. El pequeño cromosoma Y me hizo hombre en vez de mujer.

25. A. Ciaunica, A. Constant, H. Preissl y K. Fotopoulou, «The First Prior: From Co-Embodiment to Co-Homeostasis in Early Life», *Conscious Cogn*, núm. 91 (mayo de 2021), p. 103117.

Los expertos dicen que vine al mundo siendo aún inmaduro, y que debiera haber estado más tiempo en el útero materno, pero si seguía aumentando el tamaño de mi cabeza impediría salir a través de la pelvis y el organismo materno me expulsó para evitar la tragedia. Necesitaríamos más meses de embarazo, pero no todo puede ser.

No todos están de acuerdo con esta hipótesis. El cerebro ya ha madurado lo suficiente para salir al mundo y empezar a tomarle la medida. Tenemos las herramientas cognitivas para aprender, solo necesitamos interactuar con libertad en un entorno rico en estímulos, físicos y sociales. El útero materno ya no los ofrecía. Con buen criterio mi madre me echó de su casa, para que yo construyera un relato propio (más o menos).

Es lo que probablemente hice una vez expulsado: mirar, escuchar, toquetear, sacudir, chupar, coger, destripar, imitar, llorar, gatear, balbucear. Los sapiens necesitamos más tiempo de procesamiento por nuestra condición ambiciosa de querer saberlo todo, haciéndonos preguntas antes de tomar decisiones y no perdiendo de vista nada de lo que sucede a nuestro alrededor. La evolución nos ha concedido más años de indefensión y dependencia de cuidadores para ser autónomos. Disponemos de mucho tiempo para jugar, para explorar antes de empezar a decidir por nuestra cuenta y riesgo. Gracias a ello podemos desarrollar un aprendizaje supervisado con infinidad de datos *(big data)*, que permitirá (teóricamente) una mayor inteligencia (autonomía) en el futuro.

El aprendizaje profundo de las redes neuronales artificiales se beneficia también de un periodo de «impotencia», de preentrenamiento, antes de generar inteligencia (inteligencia artificial generativa). En ese periodo el sistema recibe datos desde diversas fuentes, y genera conocimiento fiable o falsedades de todo tipo *(fake news)*.

Me convence más esta hipótesis.

Memorias

No sabía gran cosa sobre el arte de sobrevivir, pero sí lo suficiente para seguir vivo, con la ayuda de mis padres y demás cuidadores-relatadores. Respiraba, comía, descomía, lloraba, reía, me movía y empecé a ver, oír, oler, degustar y palpar y, al cabo de unos años, a hablar, a contarme.

No recuerdo imágenes, sonidos, sabores ni olores de mis primeros años. Hay fotos que certifican que ya existía poco después de nacer, pero no lo recuerdo.

Tenemos amnesia para esos primeros años (amnesia infantil). No podemos memorizar ni evocar conscientemente sucesos de esa época para contarlos.

Los expertos hablan de dos tipos de memoria: la explícita y la implícita. La explícita está disponible en la conciencia y podemos compartirla en nuestros cotilleos (memoria declarativa). Incluye tanto hechos (memoria episódica) como significados (memoria semántica). La lista de los reyes godos, los ríos de Europa, la tabla de multiplicar, la fecha de nuestro cumple, pero además los Reyes Magos, el ratoncito Pérez, el ángel de la guarda, el diablo.

La memoria explícita no es de fiar. Se tunea continuamente, con y sin intención de engañar. La afirmación «me acuerdo como si fuera ayer» no se ajusta a la realidad. El organismo cuida la apariencia del Yo cuando se presenta ante sí mismo en el espejo poco fiable de la conciencia y en sociedad. Lo maquilla y arregla para ofrecer buen aspecto según la normativa social. No solo la ropa importa. También el relato.

Por suerte o por desgracia, el relato está abierto al olvido y los retoques. Tiene plasticidad. Recordarlo todo puede ser funesto («Funes el memorioso», Borges). Se adapta a las necesidades y las modas.

Sé que creí en los Reyes Magos y el ratoncito Pérez, pero ya no creo en ellos. Eran personajes ficticios de la película en la que vivía. No puedo borrarlos de la memoria, pero ya no funcionan. Están en el desván. No condicionan mis decisiones, aunque sí cuando hay un nieto por medio, que cree en ellos por Navidad y cuando pierde un diente.

Big data. En busca de correlaciones

Cuando venimos al mundo, el organismo y sus redes de información están pendientes de establecerse y consolidarse como relato. Disponemos de circuitos preestablecidos como especie, pero nos quedan por concretar los que conformarán el Yo exclusivo propio, a lo largo del aprendizaje.

Hay un exceso de conectividad potencial en la red neuronal. Queremos saberlo todo y necesitamos correlaciones, vínculos entre lo que hacemos y sus consecuencias internas y externas. Los expertos nos ayudan, pero podemos acabar creyendo en cualquier cosa, por más descabellada y alejada de la realidad que sea. Solo necesitamos que alguien investido de autoridad (sistemas expertos) nos lo cuente y meta miedo en nuestro incipiente e ingenuo Yo si incumplimos las normas, o prometa regalos si las respetamos.

Se pueden construir muchas pelis. Todo puede tener significado y relevancia. Todo puede ser debido a todo… en el relato. Estamos indefensos frente a lo que nos cuentan. Nos faltan datos para separar la verdad de la falsedad y nos sobran deseos y temores, incertidumbre. Necesitamos creer en algo y en alguien, a poder ser todopoderoso. Mola.

Cuando llevamos unos años y disponemos ya de más

información-experiencia, empezamos a tener unas ciertas conclusiones sobre la vida. Creemos en algo y no en lo contrario. Las conexiones de lo que damos por válido se refuerzan y las contrarias se silencian, aunque siempre podrán reconstruirse. El organismo está adaptándose continuamente a lo que le toca vivir, si le dejan cumplir con su potencial. La plasticidad opera en todos sus niveles: desde una simple célula hasta el entorno físico-social en el que vive. El relato se autoorganiza y adapta. Nunca es tarde para aprender, reconocer el error... o consolidarlo.

Accedemos a lo novedoso (neofilia), pero construimos a su vez unos cimientos estables de lo que va a guiar nuestras decisiones. A veces esa búsqueda compulsiva de la novedad nos impide estabilizar el relato, pero la tendencia contraria, la paleofilia, la fe en lo antiguo (cualquier tiempo pasado fue mejor) o en lo que estamos instruidos, nos puede anclar en el error.

Corremos el peligro de aferrarnos a lo que damos por cierto y defenderlo a capa y espada, aunque nos arruine funcionalmente la vida. Nos asociaremos con los que comparten el relato y denigraremos a quienes tienden a descalificarlo con propuestas novedosas que se consideran desquiciadas.

Como es evidente, en esos primeros años tenía también memoria implícita (procedimental o instrumental).

Mi organismo iba adquiriendo y recordando habilidades de todo tipo. Mi memoria explícita me permitía recitar la lista de los reyes godos, pero para ello mi organismo necesitaba recordar implícitamente la secuencia motora exclusiva que activaba la musculatura del habla: Ataúlfo, Sigerico, Turismundo, Teodorico, Atanagildo, Leovigildo, Chindasvinto, Recesvinto…

Para recitar cualquiera de estos extraños nombres necesito que la memoria implícita de mi organismo active una compleja secuencia de músculos que proyectan la columna de aire que hace vibrar las cuerdas vocales y los que mueven la lengua en múltiples direcciones. Esas secuencias siguen ahí, inamovibles, en la memoria implícita. Yo me llevaba los honores de repetir explícitamente todo tipo de listas, cuando, en realidad, era mi organismo el que, implícitamente, tenía el mérito.

El organismo funciona porque todos sus componentes recuerdan lo que tienen que contar o hacer (obedecer) en cada objetivo, generando así su personalidad. Todo ello sin acudir a una escuela de andar, berrear o reír. Aprende todo eso. Solo necesita un entorno con estímulos y libertad y acierto para actuar en función de lo que va aprendiendo.

El relato también se va autoorganizando, más a nuestras espaldas de lo que pensamos, pero no siempre con la libertad y los estímulos debidos. Disponemos de un relato explícito (la punta del iceberg) y otro implícito, oculto. Sabemos que sabemos e ignoramos determinadas cosas y podemos confesarlas en el cotilleo social, pero nuestro organismo sabe e ignora otras, aunque no seamos conscientes de ello.

Cuando consolidé el vocabulario mínimo, hacia los tres años, empecé a preguntar y sobre todo a preguntarme (ronroneo o vagabundeo mental) sobre mí, el mundo y los que me rodeaban. No recuerdo ninguna respuesta concreta, salvo esos sonidos organizados como palabras sin sentido acerca del «verbo que se hizo carne y habitó entre nosotros». Estaban además el diablo, los ángeles y los demonios, los amigos, los malos y los buenos, el fútbol...

Supongo que mi Yo daba por ciertos los relatos políticamente correctos: mis padres me «encargaron» a una supuesta fábrica de niños en París y de allí me enviaron en un pañuelo con un servicio de transporte de cigüeñas, o, simplemente, los niños y las niñas aparecíamos por generación espontánea, sin dar explicaciones acerca del sentido de la evidente pequeña diferencia del bajo vientre (la llave y la cerradura), de los pantalones y las faldas y la afición a las muñecas o a los coches y balones.

Egocentrismo

Sobre el mundo supongo que daba por sentado que la Tierra era plana y que el Sol salía todos los días para alumbrarnos y se ocultaba para que durmiéramos. Estaba el verano para ir a la piscina y el invierno para celebrar la Navidad y jugar en la nieve.

Todo estaba hecho para nosotros, los humanos. Alguien poderoso había diseñado el universo, a la medida de nuestras necesidades. Creó las nubes para regar la tierra y así crecieran los árboles y las flores. Puso vacas y corderos para darnos leche y carne; caballos para desplazarnos más deprisa y hacer películas de indios y vaqueros. Padres con superpoderes para cuidarnos y atender todas nuestras necesidades y caprichos.

La realidad era o tenía que ser lo que parecía y lo que me convenía. Si los demás no se ajustaban a lo que mi Yo quería, me enfurruñaba y me encerraba en mí mismo, entonces hablaba solo conmigo, me contaba mi versión de lo que había sucedido, y externalizaba la culpa para proteger mi autoestima. El victimismo y su complemento, la incompetencia y la maldad ajena, es una tentación a la que sucumbimos con facilidad en el relato. La Real perdió, una vez más, por culpa de los árbitros…

Mi Yo estaba abierto a todo tipo de fábulas. Sin ser consciente de ello, gran parte de lo que daría por cierto de adulto se cocinó en los años de la máxima ingenuidad e indefensión, la infancia, con todos los «mayores» aconsejando, premiando o castigando para que fuera una persona de bien.

«Niño, deja ya de joder con la pelota. Niño, que eso no se dice; que eso no se hace; que eso no se toca», cantaba Joan Manuel Serrat...

El interior era un espacio opaco del que todo el mundo opinaba, señalando el origen de los síntomas y dando consejos para aliviarlos. «Espera dos horas a meterte en el agua, pues si no lo haces se corta la digestión». «Come zanahorias. Son buenas para la vista», aconsejaba mi tía Ángeles.

LOS CUENTACUENTOS
(LOS EXPERTOS)

En algún momento mi Yo quiso saber de dónde surgió todo ese bullicio de lo vivo, de los animales y las plantas y, por supuesto, de los humanos.

Los frailes ya nos habían contado algo de mis antecesores, un tal Adán y una tal Eva, la historia de la costilla, una malvada serpiente en un paraíso, un tal Dios que les pilló desnudos comiéndose la manzana prohibida, la del árbol del conocimiento, la que nos hubiera permitido saber, realmente, lo que es bueno o malo, cierto o verdadero; el mal (intentar conocer la verdad) triunfando sobre el bien (someterse a un relato), el dolor como condena, el pudor, la hoja de parra en el bajo vientre, Caín y Abel, la venganza de la inundación, la increíble arca de Noé con su señora, sus hijos y nueras, y el resto de las parejas de los seres vivos que ahora pueblan la tierra; la promesa incumplida del nunca más del arcoíris; la borrachera primigenia por probarlo todo.

Los sapiens volvieron a tropezar en las mismas piedras. Todo se le fue de las manos al buen Dios y mandó a su hijo a recomponerlo con su ejemplo de vida, para devolvernos al redil de no hacernos preguntas sobre el qué, por qué, cómo y para qué de las cosas, poniendo la fe en lo revelado sobre lo desconocido como un valor que acabaría siendo premiado en otra vida.

Palabra de Dios. Te alabamos, Señor.

No tenía muy claro de dónde vine y a dónde iba, pero sí que quería vivir bien, sin enfermar; quería estar sano y fuerte. Mi madre me decía que era bueno beber mucha leche, pues tenía calcio para los huesos. Nadie hablaba de la lactosa, pero sí de la nata. Algunos no la toleraban y colaban la leche obsesiva y compulsivamente (TOC —trastorno obsesivo compulsivo— de la nata).

También me daba Fósforo Ferrero para ser más listo; vino quinado, «reconstituyente» y aceite de hígado de bacalao para estar fuerte; purgantes para limpiar la lengua cuando estaba empachado porque habría comido algo que no debería… Bolsa de agua caliente, aspirina y leche caliente ¡con coñac! para la gripe. Todo era bueno para algo concreto, o para todo, como el ajo y el limón, según el criterio de mi madre y su ayudante, el ángel de la guarda.

Quería estar sano, pero a veces me sentía mal y llamaban a don Mariano para que me recetara unas inyecciones que la practicanta me ponía con el ritual de la cajita de alcohol y la llamita azul que desinfectaba la aguja y la jeringa. Recuerdo el dolor de las anginas y las náuseas cuando me ponía la cuchara en la lengua para mirar la garganta. Recuerdo también un dolor terrible en un oído que desapareció milagrosamente con unas gotas prescritas por don Mariano. Creía en los poderes de la medicina y las virtudes de la leche y los reconstituyentes.

Por supuesto, la obediencia era obligatoria, innegociable. Por fortuna no existían los antivacunas. A todos nos vacunaban cuando tocaba. La infancia no era una época de aprendizaje, sino de adoctrinamiento, de pasar por el aro, para bien y para mal.

El miedo a la libertad

La libertad era peligrosa y debía estar confiscada, hasta que uno fuera mayor y pudiera-debiera fumar y disponer de pantalones largos propios, no prestados, para entrar en el cine y ver pelis interesantes, de mayores. Hobbes (el orden) pudo con Rousseau (el desorden libertino). «Cuando seas mayor, comerás huevos».

La infancia se caracteriza por una ingenuidad extrema, abierta a todo lo que se le cuente. La red neuronal está saturada con todo tipo de cuentos de los mayores. Afortunada o lamentablemente, esa época se acaba. Se produce una poda radical de conexiones y se impulsa al adolescente a buscarse la vida, a construir su propio relato, lo que le lleva a dejar de creer en las historias con las que se le ha bombardeado cuando era un niño ingenuo e incompetente.

El organismo necesita libertad para autoorganizarse y extraer información, inteligencia para identificar, analizar y resolver problemas. La libertad debería ser obligatoria: es saludable, informa, enseña. Tiene peligro y, por eso, la evitamos con mil excusas. Es el principio de precaución. El poder lo sabe y lo explota. Quiere mantener viva la credulidad extrema infantil, la dependencia de los mayores, los que cargan el sistema con sus datos y modelos. «… si no os hiciereis como niños, no entraréis en el reino de los cielos…».

Mejor prevenir que curar. Mejor abstenerse, evitar, por si acaso. Mejor creer en lo que cree el grupo que arriesgarse a creer por libre. Es *El miedo a la libertad* (Erich Fromm, 1941) de quienes mandan y obedecen.

Un amigo me explicó lo de la semillita y lo que acontecía en el bajo vientre de los padres, y dejé de interesarme por las cigüeñas. No se había inventado todavía la educación sexual, ni en casa ni en la escuela. Afortunadamente para eso estaban los amigos.

Ya en el instituto aprendí que lo de la semillita era ADN (ácido desoxirribonucleico) y que en realidad yo no era más que ACGATCGAGGTATGACTGA... y que mis apellidos reales eran **A**denina, **T**imina, **C**itosina y **G**uanina, unas moléculas llamadas «nucleótidos», compartidos con el resto de los sapiens y el resto de los seres vivos, en combinaciones variables kilométricas. Todo estaba en el gen-oma, el libro de la vida. Más tarde la cosa se complicó con otros «omas»: el transcriptoma, el proteinoma, el metaboloma, el conectoma, el microbioma, el exposoma.

¿Y por qué no, ya puestos, el relat-oma?

Un amigo más avanzado que yo me hizo saber lo de que no somos más que «meras agrupaciones transitorias de átomos». Tendría por aquel entonces unos dieciséis años.

Me gustaba filosofar. Todos somos filósofos. El organismo filosofa: no se limita a proveerse de materia, energía e información desvelada y revelada, se hace preguntas, muchas de ellas sin respuesta o con respuestas que nos complican el bienvivir. Observa, experimenta, pone a prueba sus conjeturas, muchas veces para sacar conclusiones erróneas, como la de la tierra plana y quieta. No le interesa la verdad, sino la supervivencia, física y social, la funcionalidad.

«No somos más que polvo de estrellas...».

«Polvo eres y en polvo te convertirás».

No somos nada...

Puede que no seamos algo, pero somos alguien. Una mera agrupación transitoria de átomos, prácticamente vacíos, pero... con historia, con memoria, con conciencia, con sentimientos, deseos, temores, proyectos, conocimientos y desconocimientos. Estamos vivos, sea lo que sea eso de la vida, diga lo que diga la física cuántica.

Somos fenomenales. A veces estamos ontológicamente sanos, pero nos sentimos fenomenológicamente enfermos. Otras veces, lo contrario. Nos sentimos estupendos en el relato, pero un experto, tirando de tecnología, nos cuenta que un grupo de células propias, con el mismo genoma, se ha rebelado y autoorganizado como otro Yo al que no le mueve más que el beneficio propio y le trae sin cuidado lo que suceda al resto del organismo.

—¿Qué me cuenta, doctor?

—Tienes cáncer.

El sistema inmune de tu organismo ha permitido y promovido un Yo intruso que puede acabar con la vida del organismo que lo ha criado, creído y tolerado.

El organismo está gestionado, como ya sabes, por el sistema neuroinmune. Es el encargado de asignar un valor positivo o negativo a lo que sucede fuera y dentro y garantizar la integridad física y eficiencia funcional de todas las células. No es tarea fácil ni está exenta de errores.

Por eso es importante chequear el relato, desconfiar y someterlo al juicio de los expertos, no solo en moléculas y tejidos, sino también en relatos.

Exige que quien te atienda en cuestiones de salud se interese por tu relato.

—¿No me vas a preguntar por lo que pienso de todo esto?

Me sucedía lo contrario: mi interés por el relato acababa mosqueando y frustrando al padeciente.

—Llevas una hora hablando, haciéndome preguntas, sin darme una solución. ¿No me vas a mirar? ¿Por qué no me pides una resonancia?

DE VERDAD, ¿QUÉ ES LA VIDA?

¿Una mera agrupación transitoria de átomos, como habíamos quedado?

Vale, pero ¿cómo surge de esos átomos vacíos el universo en el que vivimos, ese Yo en el que sentimos, deseamos, decidimos, tememos, nos movemos, nos emocionamos, acertamos y nos equivocamos?

Poco a poco descubrí que los «mayores», los «expertos» en vidas, me contaban historias falsas, leyendas, mitos: las cigüeñas, París, los Reyes Magos, la otra vida… Hacia los diecinueve años me libré de la hipervigilancia del superojo «entriangulado» y, probablemente influido por una larga estancia como paciente en un sanatorio de tuberculosis, me encontré cursando la carrera de Medicina en Valladolid. Supongo que me interesaba saber qué era eso de la vida, aprender cosas para estar sano y fuerte y ayudar a otros a estar y sentirse, también, sanos y fuertes.

Me creí, por supuesto, todo lo que me explicaban en la facultad, el santuario de la ciencia. Volví a ser un niño incompetente, ingenuo e indefenso que aceptaba los relatos de los mayores para acceder al reino de la competencia. La cuestión del Yo y del relato no formaba parte de la medicina y se trataba superficialmente en una asignatura maría: la psicología, que, en mi caso, contó con el aprobado general por parte del cátedro.

Cuando acabé la carrera supe que no sabía gran cosa. No sabía diagnosticar ni prescribir tratamientos, pero me esforcé en aprender el oficio. La angustia de mi ignorancia e incompetencia individual me puso en brazos de los expertos que publicaban en las revistas de éxito.

Alguien decidió que me especializara en neurología y obedecí, como siempre.

Desvelada la incertidumbre del alma y la otra vida, me centré en la del cuerpo y la de esta.

Mi Yo filosofante comenzó a hacerse preguntas complicadas.

¿Qué sucedió para que los átomos se organizaran en una agrupación de algo «vivo», distinto a una piedra, un martillo o un reloj?, algo a lo que le importa lo que sucede, un martillo que sueña con clavos y madera, un reloj que se angustia con el paso de los años y se siente ya anciano, una piedra que quiere ser estatua…

¿Qué es la vida?

DE VERDAD, ¿QUÉ ES LA VIDA?

¿Qué es la salud? (la buena vida, aquí en la tierra).

¿Cómo acceder a la buena vida?

¿Qué te recomiendo como supuesto experto?

Te recuerdo que solo soy experto en relatos de padecientes que malviven a pesar de residir en organismos en apariencia normales, aptos para bienvivir. El término «experto» no garantiza competencia necesariamente, sino haber experimentado, vivido, los relatos propios y ajenos.

Solo puedo ayudarte a conocer lo poco que sabemos. Confórmate con ello y aplícalo. Si no te convence, puedes buscar otras opiniones y remedios.

Entra en internet («Somos lo que...») y te hartarás de ver todo tipo de ofertas sobre lo que somos y no somos, lo que debemos hacer o evitar para estar sanos y sentirnos bien. Tienes dónde escoger. Puedes creer, provisionalmente, en lo que quieras, en lo que te conviene... siempre que sea cierto, o te lo parezca, porque funciona o porque te han prometido que lo hará en un futuro que no acaba de llegar...

Yo no tengo ninguna fórmula. No sé cómo conseguir vivir ni mucho ni bien. Hago lo que puedo y no me ha ido mal. Solo sé que no sabemos gran cosa sobre la vida ni cómo actuar para estar sanos o, al menos, sentirnos como si lo estuviéramos.

La expertocracia

Lo que sí sé, por experiencia profesional, es que podemos estar sanos y sentirnos enfermos, sin estarlo, por culpa del relato de los expertos, los que cargan la red neuronal de *big data* y modelos, confundiendo a veces a nuestra ingenua inteligencia natural. No enfermamos por creer que vamos a enfermar, pero nuestro organismo puede protegernos en exceso, influido por lo que los expertos dicen de él, y lo damos por bueno. El organismo es algo muy calumniado en los cotilleos. El miedo, la hipervigilancia, los malos hábitos, la culpa…

El Yo, en muchos casos, actuará como si el organismo estuviera enfermo, aunque no lo esté.

Me he ocupado, como neurólogo, de esa cuestión, y algo he aprendido, lo justo para saber que estaba equivocado en mis primeros pasos como especialista.

¿Qué es la vida?

¿Qué hacemos?

Marie Curie, galardonada con el Premio Nobel en dos ocasiones, en Física y en Química, dio un buen consejo: «En la vida no hay nada que temer, sino comprender».

Hay que pegar un mordisco a la manzana prohibida.

El *big bang*, los átomos, las leyes fisicoquímicas, el origen de la vida, los genes, la célula, la evolución, la bioquímica, la información… Hay que saber de dónde venimos y qué somos, cómo nos organizamos en nuestra especie para sobrevivir y encontrarnos bien. Hay que conocer el organismo, como un sistema complejo biológico que se autoorganiza, autocontrola y construye su relato. Si no lo sabes, estarás en manos de los expertos en todo, de sus habladurías y calumnias. Tendrás que aceptar sus explicaciones y reprimendas y seguir sus consejos, sin garantía de conseguir el objetivo. Seguirás siendo un niño, pero con un cerebro maduro, menos abierto a otros relatos, menos ingenuo y curioso. Más consolidado en sus creencias.

Los expertos te ayudarán, pero no está en sus manos garantizarte la experiencia del buen vivir, aunque estés sano. Vivirás más años como consumidor de sus relatos ultraprocesados, fáciles de digerir y apetitosos, pero adictivos. Perderás la confianza en tu organismo, en su capacidad de buscarse la vida. Harás poco ejercicio vital.

Impedirás, sin ser consciente de ello, que tu organismo despliegue todo su potencial de aprendizaje, jugando a vivir, en libertad, con conocimiento, con sentido común, a la búsqueda del sentido de tu vida.[26]

En cierto sentido, sigue vigente la prohibición del árbol del conocimiento, no por mandato divino, sino por

26. V. E. Frankl, *El hombre en busca de sentido,* Barcelona, Herder, 2022.

el sometimiento de la verdad a lo que los expertos de turno dictaminen.

Vivimos en la expertocracia, para bien y para mal.

Somos la única especie que se cuenta cuentos, ya desde el nacimiento. Demasiados. Sin sentido. Consentidos.

LA BUENA EDUCACIÓN

Me limito a copiar y enmarcar esta proclama:

La noción de que la educación consiste en la inculca-
ción autoritaria de lo que el profesor considera verdadero
puede ser lógica y apropiada en un convento, o en un se-
minario para sacerdotes, pero es intolerable en las univer-
sidades y en las escuelas públicas. No es función del profesor resolver las controversias filosóficas y políticas por
el alumno, ni siquiera recomendarle un conjunto de opiniones como mejor que otro. La exposición, no la impo-
sición, de opiniones es la parte del profesor. El estudiante
debe familiarizarse con todos los aspectos de estas controversias […]. La propia palabra «educación» es una
protesta permanente contra la enseñanza dogmática. El
digno fruto de la cultura académica es una mente abierta,
entrenada para pensar cuidadosamente, instruida en los

métodos de la investigación filosófica, familiarizada de manera general con el pensamiento acumulado de las generaciones pasadas y penetrada de humildad.

Discurso inaugural de 1869 de Charles W. Eliot, rector de Harvard

Que así sea.

INTELIGENCIA NATURAL (ECO-EGO-LÓGICA)

Se puede y se debe comer la manzana prohibida, la que nos aporta libertad y conocimiento. Eva y la serpiente hicieron lo que debía hacerse. Adán no estuvo ni está a la altura de las circunstancias. Sigue escribiendo un relato hecho a su imagen y semejanza, aunque Eva quiere decir algo al respecto.[27]

Venimos al mundo con algo que los expertos denominan «inteligencia general». Incluye recursos para aprender de la interacción con el entorno físico y social. Gracias a ella extraemos información sobre lo que es relevante o irrelevante, positivo o negativo, pero solo si disponemos de libertad para explorar, como los bebés, y si los expertos se limitan a contarnos lo que se sabe a

---

27. C. Bohannon, *Eva. Descubre cómo el cuerpo femenino impulsó la evolución humana*, Seix Barral, 2025.

ciencia cierta, permaneciendo callados sobre lo que se ignora.

Esa inteligencia natural potencial (ecológica-egológica) no llega a descubrirlo todo. No podrá, por sí misma, saber que la Tierra es redonda y gira alrededor del Sol; que somos partículas, átomos, células, órganos, sistemas complejos. Solo conoceremos, experimentaremos ese Yo implícitamente rebosante de credos, sentimientos, decisiones preconcebidas.

Una célula no entiende de átomos, pero ha ajustado sus procesos a las leyes de la física y la química a lo largo de la evolución. Ha adquirido competencia para seguir viva, aunque no sepa ni sienta nada. Actúa como si supiera física, química y matemáticas, como si tuviera capacidad para decidir basándose en ese conocimiento.

Afortunada y desgraciadamente, los humanos disponemos de la inteligencia artificial, programada por la cultura dominante. Gracias a ella algunos estamos vivos, pero también por desgracia de ella hemos padecido sin necesidad, más de pensamiento que de obra.

Nos encomendamos a los expertos de organismo y acudimos a ellos para que en un plis plas den con la causa de lo que nos aflige y acierten con el remedio. La necesidad de saber por qué no nos sentimos sanos ha potenciado las etiquetas diagnósticas y las terapias, dejando de lado al organismo, su complejidad, su inteligencia natural (Rousseau).

El logo de la farmacia es una serpiente enroscada en una copa. El veneno mata, pero los expertos en venenos pueden convertirlo en un fármaco sanador. Otra vez la serpiente...

La tentación de probar es fuerte.

¿Quién no ha dado un mordisco a la manzana (Apple)?

Otra vez la manzana...

REALMENTE, ¿QUÉ SENTIMOS? ¿QUÉ ES EL YO? VAMOS A SER REALISTAS

Recuerda el consejo de Marie Curie: comprender, saber, conocer. Necesitamos un baño de realidad de vez en cuando para ajustar el relato a lo que sucede en el organismo. Nos vendría bien remitirnos a las pruebas objetivas, a los datos de los sensores internos y externos, para librarnos de las creencias falsas. Tenemos que recuperar la confianza en los recursos naturales, evolutivos, de la vida, del Yo biológico: celular, molecular, atómico, particular.

La realidad no es lo que parece. La mayoría de las veces nos da lo mismo. Las apariencias pueden ser engañosas, pero residimos en lo aparente. Funcionamos. A efectos prácticos somos fenómenos.

Voy a utilizar el ejemplo del sonido para explicarme: Si golpeo una campana, oirás su sonido característico y pensarás que ese sonido ha surgido de la campana, lo ha captado tu oído y ha llegado a la conciencia, un espacio que recoge lo que sucede dentro y fuera de ti. Todo el mundo opinará lo mismo. La naturaleza está llena de sonidos. La música de la vida, los pajaritos cantando, el agua cantarina de los arroyos, los truenos, el viento…

Siento decirte que estás equivocado.

Al tocar la campana y debido a sus propiedades físicas se ha generado en ella una vibración que se transmite por el aire, en forma de ondas longitudinales. Son ondas muy sutiles. Si pones tu mano en el aire no notarás nada, porque no es un viento (aire en movimiento), sino una perturbación ondulatoria: el aire comprimiéndose y relajándose por el impacto de la vibración de la campana.

Solo si apoyas tu mano en la campana sentirás la vibración. Esa perturbación mecánica se propaga por el aire, a 20º de temperatura, 50 % de humedad y a nivel del mar, a 343,2 m/segundo.

Mastica bien lo que he escrito. Imagina la realidad, la onda viajando a esa velocidad (¡1.826 km/hora!). No pienses en el sonido…

La minivibración se transmite por el pabellón auricular a una membrana, el tímpano, luego a una cadena de huesecillos (martillo, yunque y estribo), a otra membrana (ventana oval) que la transmite a un medio líquido en forma de diminutas olitas que son detectadas por unos sensores (células ciliadas, externas e internas) que transforman esa microenergía mecánica de la vibración en un tren de minúsculas señales electroquímicas que se propagan a la red neuronal, un complejísimo entramado de circuitos, centros de procesamiento, habilitado por la evolución porque daba significado biológico a esas vibraciones mecánicas ondulatorias, generadas por la colisión de dos objetos. Los sucesos físicos contienen información potencial. Un ser vivo es un sistema evolucionado para adquirirla y utilizarla, consiguiendo así sobrevivir e intentar reproducir su ADN.

Ya tenemos en marcha el relato, la ficción, la película, basada en nuestras evidencias subjetivas de espectadores: ha sonado una campana; la he oído.

Eso parece, pero ahora ya sabes que no es así.

Creo que ha vibrado una campana. He oído el sonido característico. Puede que algo o alguien la haya golpeado.

Esa es la realidad física, con su probabilidad de ser real o haberse generado en nuestros circuitos, sin vibración previa.

El sonido es la realidad percibida, interpretada, significante, construida, virtual, no cuantificable. Sin esa realidad subjetiva no estaríamos vivos.

La campana no suena, vibra. El aire transmite esa vibración y unos sensores la codifican en señales electroquímicas. Cómo surge el sonido desde esas señales es un misterio. No te rompas la cabeza. Que se la rompan los filósofos de la ciencia. Los de la ontología y la epistemología. Nosotros a lo nuestro: a los fenómenos vividos, experimentados: a los sonidos, pero con los pies en el suelo, en la realidad física de las ondas longitudinales.

Algunos comentarán (el hombre de paja): «Dice que el sonido no existe».

Bulos. *Fake news.*

No he dicho eso. Hay que diferenciar la realidad física de la realidad percibida, subjetiva. Puede haber vibraciones con y sin sonido. Sonidos, con y sin vibraciones.

La voz tampoco sale de la laringe. Esta se limita a generar vibraciones en el aire, como la campana. Es un instrumento de viento. La campana, de percusión.

Lo mismo podríamos decir de todo lo que percibimos, relacionado con sucesos internos o externos. La realidad contiene moléculas y energía mecánica, térmica y química. Los seres vivos han conseguido detectar todas esas variables con un vasto conjunto de sensores, y, a base de interactuar con el entorno, las han dotado de significado. Gracias a ello sobrevivimos. Lo que percibimos no son moléculas ni energías, sino el significado, el valor biológico atribuido.

Las sutiles vibraciones del aire no amenazan la integridad física del oído (salvo casos extremos de vibraciones intensas que pueden romper el tímpano o las delicadas células ciliadas que convierten la vibración en señal electroquímica) y mucho menos la integridad física de la cabeza.

«Tanto ruido me ha producido dolor de cabeza».

No es así de simple. Puedes acabar sordo si te expones a vibraciones intensas. Ese es el peligro real, físico.

«Mi organismo ha atribuido absurdamente a una vibración sutil del aire peligro en la cabeza».

Cuando se detectan esas sutiles vibraciones el organismo predice, de manera errónea, que algo nocivo va a suceder en la cabeza, porque su relato desconoce la realidad física de la vibración mecánica y se fía de la realidad subjetiva del sonido como fuente de información y de las falsas atribuciones que ha construido la cultura y hemos dado por buenas.

Bulo. *Fake news*, otra vez. Sesgo de confirmación.

Eso está mejor. Luego tú verás qué haces con esta información.

«Solo sé (creo) que los ruidos me producen dolor de cabeza». «Tus historias sobre la física me traen sin cuidado». «Mi dolor es físico, no psicológico». «No soporto el ruido»…

Cuando el relato nos complica la vida y nos empeñamos en ver cuestiones físicas donde no las hay, debemos situarnos en esa realidad física y no dejarnos llevar por la apariencia del relato, de los sonidos.

Esta cuestión es fundamental. La vibración de la campana es real, el sonido que oyes es, también, real, pero son dos procesos distintos.

Entre la vibración y el sonido está la complejidad de la red neuronal, que aprende a atribuir un significado a esas variables físicas, gracias a su inteligencia natural generativa.

No actuamos pensando en vibraciones mecánicas, sino en sonidos. Todos lo hacemos, pero hay que conocer ambas realidades: la perceptiva y la física.

Las campanas no generan sonidos. Las laringes no producen voz. Solo vibraciones, ondas.

Estamos ante el misterio del origen de la conciencia, del Yo que nos cuenta un suceso real de átomos que vibran, en el formato del sonido en este caso.

«Yo solo sé que oigo una campana».

Cierto, pero ahora ya sabes que ese sonido es una construcción aprendida. Forma parte del relato, del «canal continuo de televisión».

LA REALIDAD IMAGINADA.
MEMORIA DE FUTURO

El Yo integra sonidos, imágenes, pensamientos, recuerdos, predicciones, habilidades, construidos con los datos de los sensores externos e internos, obtenidos a lo largo de la interacción con el entorno.

Volviendo a la campana y la voz, una vez consolidada la huella del proceso que activa el sonido, puedes imaginarlo sin necesidad de que alguien la toque, o hable, sin vibraciones. Se reproducirá el sonido en tu interior, aunque de modo leve y fugaz.

Cuando lees, oyes una voz interior que traduce las señales visuales de la página a «sonidos». Los libros no generan vibraciones. Se limitan a reflejar la luz que impacta en la página y activa los sensores de luz de la retina, codificándola en señales electroquímicas que entran a las redes de aprendizaje. Allí se genera el sonido interno de las palabras. ¿Cómo? Ni idea. Misterio, pero es un proceso complejo aprendido en el entorno de la escuela a base de interactuar con la luz reflejada en esos garabatos que alguien ha escrito en un papel y su correlación con esas vibraciones que generan las laringes de los que hablan.

La luz que refleja la página produce sonidos en tu Yo. Oyes voces (lenguaje interior) susurradas, que proceden de tu organismo, del relato, no de la laringe, ni de la página.

Cuando estás pensando oyes esas mismas voces. Tu organismo está haciendo el trabajo de actualizar la película. Puede, incluso, imaginar, crear sonidos jamás «oídos».

El organismo dispone de sistemas de grabación y de reproducción de lo grabado. No se graban vibraciones, sino códigos de señales electroquímicas que las representan (asambleas neuronales).[28] Esas señales reverberan en complejos circuitos (circuitos reverberantes de Lorente de No) y queda grabado un patrón de conectividad a corto, medio o largo plazo. Ello te permitirá imaginar, soñar con sonidos, imágenes y todo tipo de percepciones, en el universo de los relatos.[29]

28. R. Yuste, R. Cossart y E. Yaksi, «Neuronal Ensembles: Building Blocks of Neural Circuits», *Neuron*, vol. 112, núm. 6 (20 de marzo de 2024), pp. 875-892.

29. Y. Ogino, H. Nemoto, K. Inui *et al.*, «Inner Experience of Pain: Imagination of Pain while Viewing Images Showing Painful Events Forms Subjective Pain Representation in Human Brain», *Cereb Cortex*, vol. 17, núm. 5 (mayo de 2007), pp. 1139-46.

La capacidad de imaginar la realidad es variable. Hay personas que pueden centrar la atención en imaginar algo: una imagen, un sonido, un olor, y conseguir traerlo a la conciencia como si lo estuvieran percibiendo con el estímulo correspondiente. Son individuos hiperfantasiosos. Otros, sin embargo, carecen de esta capacidad: son afantasiosos: cierran los ojos y no son capaces de proyectar nada en la pantalla por más que imaginen.[30]

Son formas distintas de estar en el mundo y aprender. Para algunas cosas viene bien ser poco fantasioso y para otras, lo contrario. Lo importante es saber gestionar esas cualidades en cada contexto.

Hay quienes no toleran «los sonidos», los «ruidos externos», las vibraciones sutiles del aire. Ya sabemos que esos sonidos son construcciones del organismo, efectos especiales del relato. Lo que importa es el relato: ¿por qué el organismo atribuye a esas vibraciones un valor negativo amenazante? ¿Por qué no las tolera si, en realidad, no son nada?

Si pensamos solo en «sonidos» como algo externo, todos lo comprendemos. A todos nos pueden molestar los ruidos, igual que lo hacen algunas imágenes, sabores u olores, o comentarios, pero todo ello forma parte

---

30. A. Zeman, *Aphantasia and hyperphantasia: exploring imagery vividness extremes*, acceso abierto, marzo de 2024.

de la película del Yo. Son interpretaciones del organismo, con su atribución de valor positivo o negativo.

Vivimos en el universo ilusorio de las percepciones de los sonidos y las imágenes. Ese es el que nos mueve y conmueve. Solo así podemos interactuar con el entorno físico y social.

Lo de los átomos y las vibraciones lo dejamos a los científicos.

Puede que el cuerpo esté en orden y falle el relato.

Lo importante es que sientes dolor u otro síntoma y que no encuentran ninguna lesión allí donde lo sientes.

Ronronea sobre lo que has leído. Repasa lo que hayas subrayado. Lo ideal sería que intentaras contárselo luego a alguien. Así sabrías si el concepto está asentado. No hay como contarse para consolidar lo novedoso. Mejor contarlo a otro que a uno mismo (Ruiz Martín).

No basta con memorizar y repetir lo aprendido como un loro. El relato seguirá imponiendo su ley si no se cambian los significados, si no hay un nuevo credo.

Y ahora, tómate un respiro. Piensa en lo que has leído. Saca el tema en tu cotilleo habitual y prepárate para el rechazo…

«Dice que el sonido no existe, que nos lo inventamos…».

¿QUÉ SABEMOS DE LA REALIDAD BIOLÓGICA, MÁS O MENOS?

Vamos a olvidarnos de lo que dicen los químicos, los físicos y los matemáticos sobre el mundo real de las partículas, los átomos y las moléculas, pero sabiendo que esa realidad es real. Dejamos de lado a los átomos (la unidad de la física) y nos centramos en la unidad funcional de los seres vivos: la célula.

Ya sabemos que una «simple» (¡ja!) célula contiene complejísimas cadenas de reacciones químicas, increíbles máquinas y fábricas que trabajan con una precisión asombrosa, sosteniendo el milagro de la vida, a base de compartir un objetivo común, recibiendo todas las partes mensajes de lo que hacen las demás. Tú y yo tenemos varias decenas de billones de ellas, conformando una sociedad generalmente bien avenida, en la que cada gremio cumple con su función.

Solo cabe el asombro y respeto por lo que tenemos dentro trabajando para nosotros, por nuestra supervivencia.

El Yo vivido, sentido, surge de esa complejidad de la que sabemos más bien poco, pero ese poco conocido debemos exprimirlo para no caer en errores que nos harán padecer sin necesidad.

El Yo nos guía por el mundo para que le vaya bonito al organismo, según su criterio, construido a golpe de gozar o sufrir en el intento. Aprendiendo.

Sabemos, para empezar, que la vida apareció en el planeta hace unos 4.000 millones de años, 9.400 millones después del *big bang*. Si vamos retrocediendo en el tiempo a través de nuestros padres, los padres de nuestros padres... llegaríamos a ese primer representante de lo que podemos catalogar como un ser vivo. El primero, un tal LUCA *(Last Universal Common Ancestor)*, el último antecesor común universal. Adán y Eva, y sus retoños Caín y Abel, fueron más cercanos. Vinieron al mundo de los relatos hace unos pocos miles de años.[31]

---

31. J. Ledoux, *Una historia natural de la humanidad. El apasionante recorrido de la vida hasta alcanzar nuestro cerebro consciente*, Barcelona, Paidós, 2021.

Cognición mínima

Todo ser vivo dispone para sobrevivir de un kit básico, que integra a efectos prácticos materia, energía e información en un espacio-tiempo determinado. Los físicos dirán que todo eso es una ficción, pero no les hacemos caso.

Olvídate, de momento, de la materia y la energía y nos centramos en la información, la cognición mínima, la inteligencia natural común a todo lo vivo: la capacidad de detectar las consecuencias positivas o negativas de vivir, memorizarlas y aprender a hacer lo que probablemente sea lo mejor para comer (obtener materia y energía), orinar y defecar (eliminar materia inservible) y no ser comido o dañado.[32] Cada célula come, «orina-defeca» y aprende.[33]

Una «simple» (¡ja!) bacteria se mueve, emocionada, por su entorno buscando comida a la vez que evita condiciones nocivas. Un buen sitio sería un lugar que contiene glucosa y la proporción correcta de sal (ni mucha ni poca). Dispone de sensores de glucosa y de salinidad. Si no hay rastro de azúcar, de vez en cuando se da una

32. S. Ginsburg y E. Jablonka, «Evolutionary Transitions in Learning and Cognition», *Philos Trans Soc Lond B Biol Sci*, vol. 376, núm. 1821 (29 de marzo de 2021), pp. 20190766.

33. W. Bechtel y L. Bich, «Eating and Cognition in Two Animals without Neurons: Sponges and Trichoplax», *Biol Theory* (2024), pp. 1-14.

voltereta (como en la ruleta, para probar suerte) y enfila hacia otra dirección, al azar. Si hay señal de glucosa mantiene la navegación hacia el foco de azúcar. *¡Avanti* a toda máquina! Si pierde el rastro hace una o varias cabriolas hasta recuperarlo. Si la concentración de azúcar aumenta, va en la buena dirección: bloquea el timón y deja de dar volteretas. Lo contrario sucedería si tiene que huir. Escogería alejarse con la guía de la concentración excesiva de sal: enfocar el rumbo hacia donde el rastro de la amenaza se pierde. Activa la marcha atrás y da volteretas hasta acertar con la dirección más segura.

Un robot aspirador doméstico haría lo mismo. Navega en una dirección con sensores de colisión. Si detecta el contacto con algo, da marcha atrás y gira al azar navegando en la nueva dirección hasta que tope con otro obstáculo. La buena dirección es la que no contiene ninguno.

Por si no hay glucosa, la bacteria dispone de un plan B. Puede que aparezca lactosa, otro azúcar interesante, pero los genes que activan la producción de la enzima necesaria para metabolizarla y convertirla en glucosa y galactosa están apagados, reprimidos. No pueden expresarse. Solo la ausencia de glucosa desbloqueará la edición de la enzima que la digiere, la lactasa. La necesidad obliga a las bacterias a tolerar la lactosa. La biología echa mano de planes B cuando hace falta. La tolerancia, la capacidad de adaptar el organismo a las condiciones reales del entorno es una propiedad interesante, pero tiene más éxito social predicar la intolerancia frente a lo ajeno o a lo que los expertos catalogan como nocivo (pecaminoso).

Es más fácil predicar la intolerancia a la lactosa para promover el consumo de leche sin lactosa que aprender a tolerarla.

Jacques Monod recibió el Premio Nobel de Medicina-Fisiología en 1965, compartido con François Jacob y André Lwoff, por sus investigaciones sobre los genes que regulan las decisiones en torno a la glucosa y lactosa.

Monod fue un luchador de la resistencia antinazi y estuvo reprimido por los intolerantes de turno en el campo de concentración de Miranda de Ebro (Burgos). Escribió un libro que me removió en mi primer año de médico: *El azar y la necesidad*.[34] Planteaba, entre otras cuestiones, si las proteínas eran libres. Un buen tema para unos cubatas de madrugada.

Una «simple» (¡ja!) bacteria puede ir o irse, acercarse o alejarse, decidir. Solo necesita sensores externos e internos que detecten lo que conviene y un motor que le acerque o aleje del bien o del mal. Libertad y experiencia, explorando el mundo real, sin expertos externos, sin señales artificiales de tráfico.

34. J. Monod, *El azar y la necesidad*, Barcelona, Tusquets, 2016.

¿Siente? ¿Tiene un Yo que pilota?

Ni idea. Extrae información y decide. Memoriza y aprende. Anticipa, vive, comprueba, corrige, resuelve problemas…

¿Es libre?

¡Yo qué sé! No lo parece. Su conducta está determinada por las condiciones del medio. Es muy pequeña y depende de lo que le rodea, localmente, en su micromundo. Si hay azúcar, va a por él. Si hay mucha sal, o muy poca, se aleja.

¿Y si hay necesidad y la cosa no está tan clara? Tiene que decidir ante la incertidumbre. Explorará. Dará volteretas hasta disponer de un buen rastro. El robot aspirador hace lo mismo.

¿Somos libres los humanos?

¿Sabemos tanto como para tomar buenas decisiones con tanta incertidumbre?

¿Tenemos sensores internos y externos para todo?

¿Podemos controlar ese enorme y cambiante mundo en el que vivimos?

No podemos con los sensores limitados de nuestra especie, pero la cultura nos amplifica la capacidad de disponer de más información, gracias al lenguaje. Podemos acceder a la composición molecular de lo que comemos, si contiene suficiente omega 3 o colesterol del bueno. Podemos hacernos análisis y radiografías. Tenemos acceso a muchos datos ocultos de nuestro organismo. Quizá demasiados. Puede que falten hipótesis, filosofía biológica, buenos relatos.

Lo que está claro es que solo el conocimiento puede darnos libertad para no cagarla, no haciendo lo que podemos y debemos hacer, o haciendo lo que no debemos.

Los expertos nos ayudan. Cierto.

¿Todo lo que nos cuentan es cierto?

No. No todo. Solo gran parte y no en todos los temas y con toda la compleja información requerida. En el que nos ocupa, los síntomas sin explicación médica, puede que domine la falsedad o la ignorancia-arrogancia. ¿De quién? Tú verás.

Realmente, sabemos mucho. Somos sapiens, pero con limitaciones. A veces actuamos creyendo que sabemos más de lo que de verdad sabemos.

Sapiens, *ma non troppo*. Sabios, pero no demasiado.[35]

Sabemos, o debiéramos saber, sobre todo que no sabemos gran cosa y que, en ocasiones, lo que damos como cierto, porque nos funciona, es falso.

No hay más que repasar la historia de la medicina para comprobar que ha sido siempre así.

---

35. A. Goicoechea, *Sapiens, ma non troppo: síntomas sin explicación médica*, autoedición, 2020.

LA VIDA NOS ENSEÑA

Desde que apareció LUCA en la sopa primordial hace 4.000 millones de años hasta que apareciste tú ha llovido mucho.

Vivir no siempre ha sido fácil. Algunas especies (extremófilos) se han autoorganizado y adaptado para sobrevivir en entornos extremos, inmutables, pero seguros, en los que ningún predador potencial quiere vivir. No necesitan aprender. No se mueven. Tampoco necesitan explorar. No necesitan neuronas.

El resto de las especies hemos tenido que lidiar con la incertidumbre, el cambio, el estrés.

La evolución ha ido seleccionando recursos que han permitido la supervivencia. Esas soluciones no provienen de un departamento de I+D. No hay diseño inteligente. Solo variación, selección y descendencia. Mutación genética, supervivencia y prole con esa mutación exitosa, suficiente.

En algún momento apareció y se consolidó la posibilidad de la cooperación entre varios individuos unicelulares para afrontar situaciones estresantes. Ante un entorno complicado que hubiera acabado con sus vidas individuales, el agrupamiento con las membranas pegadas soltando moléculas, cotilleando, generó nuevos caminos moleculares de interacción que tuvieron éxito. El cambio permitió sobrevivir y los pioneros transmitieron los genes a sus retoños.[36]

La estrategia evolutiva de la cooperación contiene una inevitable tensión entre los intereses de cada individuo y los comunes del grupo, que exige respeto a sus leyes. Egoísmo frente a altruismo. La célula frente al organismo. Siempre hay algún listo que no paga una ronda y se beneficia de los que sí las pagan (parasitismo).

Lo ideal, cuando las cosas vienen mal dadas al individuo, es probar a asociarse y si no funciona el club o ya no es necesario, disolverse y volver a la vida individual. Es lo que hacen muchas especies, incluidas las «simples» (¡ja!) bacterias. Si hay necesidad se asocian en biofilms, estructuras sociales complejas que las agrupan aumentando la probabilidad de éxito.

Me encanta el término «biofilm»: biopelícula. La vida como experiencia es cine, relato. Hasta las bacte-

36. J. LeDoux, op. cit.

rias lo saben y lo ponen en práctica. En la película hay cotilleo entre las bacterias a través de sofisticados mecanismos de comunicación en la superficie del biofilm, todos dirigidos a conservar la sociedad bacteriana creada por necesidad, ante una situación de estrés. Nuestro intestino acoge unas cuantas especies bacterianas asociadas en biofilms adheridos a la mucosa y la protegen de otras potencialmente nocivas. Es la microbiota, una compleja tropa de inmigrantes ancestrales que se quedaron a vivir en la frontera y que forman parte de nuestro Yo biológico. También forman parte del relato. Están de moda.

Algunas especies conservaron la estrategia asociativa solo para escenarios estresantes y otras se consolidaron para siempre como organismos pluricelulares. Flirteos interesados unos o «hasta que la muerte nos separe» otros.

Los sapiens *(ma non troppo)* no solo somos eso: pluricelulares consolidados, sino también sociales, pluri-pluricelulares. Algo más, incluso: plurisociales, para llevarnos bien o andar a tortazo limpio, polarizados e intolerantes a lo que se interponga en nuestro camino, en nuestro relato, individual y colectivo.

La cultura es la consecuencia de la estrategia de colaboración. Disponemos de más información. Lo importante no es la cantidad, sino la cualidad (veracidad) y cómo gestionamos lo que se sabe. No siempre más es más. A veces, más es menos.

La cultura contiene siempre mercado. No es algo angelical, divino, que debe ser protegido y venerado, sino cuestionado a la luz de la biología, la ciencia de la vida.

El dolor no se genera donde se siente

Supongo que tienes clara la diferencia entre la vibración de la campana como una realidad física (onda longitudinal mecánica propagada a una determinada velocidad por un determinado medio) que genera la campana al ser golpeada y el sonido, una experiencia vivida, real, que aparece en el universo misterioso de la conciencia. Recuerda: el sonido no surge de donde creemos, de la campana o de la laringe, sino de una compleja red de circuitos neuronales alojada en la cabeza.

Bien. Sigamos. Ya sé que me repito.

En vez de sonido hablemos de dolor, la joya de la corona de los relatos en la consulta.

Aparece en tu conciencia, en un momento y lugar, con su cualidad característica.

¿Qué es lo que, en realidad (físicamente) está sucediendo en los tejidos de la zona en la que sientes el dolor?

Vamos a comenzar por el exterior, la superficie corporal. Es más fácil comprenderlo, pero el proceso es el mismo en cada rincón de nuestro cuerpo.

La piel es la frontera del Yo físico. En ella contactamos directamente con la materia y la energía, dos componentes inciertos de la realidad. Solemos evitar lo que nos daña. Conocemos su peligro: un pincho, una brasa, una piedra que alguien nos ha lanzado, un cubito de hielo en la mano.

Todo ello dañará la piel si le damos esa oportunidad. Previsiblemente sentiremos dolor en la zona dañada o amenazada. Nuestro Yo ingenuo pensará que el dolor se produce en el lugar de la herida, la quemadura o congelación, igual que pensaba que los sonidos se producían en la campana o en la laringe.

Craso error, como ya sabes.

La piel dispone de sensores de nocividad. Están incrustados en la membrana de las terminales de un tipo de neuronas, los nociceptores, cuya función es, precisamente, la de detectar el daño de los tejidos o aquello que, si no se evita de inmediato, puede dañarlos.

Los sensores del oído detectan vibraciones mecánicas sutiles, inofensivas, pero altamente informativas, y los de los nociceptores, moléculas de células dañadas o energía mecánica, térmica o química que puede dañarlas. La información que aportan es: tejidos dañados o amenazados en ese momento y lugar.

Repito: en ese momento y lugar. No en momentos y lugares imprecisos, imaginados.

Los sensores de nocividad son proteínas complejas incrustadas en la membrana de las neuronas vigilantes (nociceptores). Convierten esa energía mecánica (golpe, corte), térmica (calor, frío) o química (ácido) potencialmente dañina, en una señal electroquímica. Las señales se conducirán por las neuronas hasta diversos centros dispuestos desde la médula espinal hasta el cerebro. Entre todos ellos se generará, tan misteriosamente como con el sonido, la experiencia desagradable del dolor.

El Yo ingenuo lo sentirá en la zona dañada, aunque es solo una apariencia engañosa. Engañosa, pero que funciona. Si siempre sintiéramos el dolor donde se genera, en la cabeza, entonces una herida en el pie, en el abdomen, en una mano, la sentiríamos indistintamente como «dolor de cabeza». No tiene sentido.

La evolución ha generado esa capacidad de proyectar en la conciencia el sonido, las imágenes o el dolor, en el momento y lugar que se produce un evento de energía, mecánica, térmica o química… o cuando el organismo está en modo «imaginación», procesando los registros memorizados de experiencias y temores previos.[37]

37. E. R. Swannell, C. A. Brown, A. K. Jones y R. J. Brown, «Some Words Hurt More Than Others: Semantic Activation of Pain Concepts in Memory and Subsequent Experiences of Pain», *J Pain*, vol. 17, núm. 3 (marzo de 2016), pp. 336-349.

Hay variables de esas energías que son inofensivas pero informativas, como las ondas sutiles de las vibraciones de las campanas y cuerdas vocales o la energía luminosa de la página de un libro, y otras son variables de las mismas energías (mecánica, química, térmica), pero de más intensidad, tanta que pueden dañar los tejidos.

Tal como sucedía con el sonido, los códigos de señales electroquímicas son codificados y memorizados (reverberados) en *asambleas neuronales* o *engramas* y de ese modo podemos imaginar el dolor sin necesidad de quemarnos, pincharnos o machacarnos. Ese dolor será como una sombra fugaz, no como cuando nos dañamos, porque sabemos que es un producto de la imaginación del Yo, un poder muy limitado, que no llega a más y que, en condiciones normales, está controlado por los circuitos que monitorizan la realidad real, la de las vibraciones de la campana, la laringe y las energías nocivas.

El organismo siempre utiliza ambas fuentes de información: las construidas, memorizadas e incorporadas en el relato, y los datos de los sentidos en tiempo real. Lo que importa es lo que decidimos hacer en un escenario determinado, a partir de las atribuciones que nuestro organismo ha construido. El organismo propone y se ofrece en la conciencia, en el relato, y el individuo hace lo que puede. Generalmente obedece porque lo da por bueno, aunque siempre ronronea sobre otras hipótesis, las contrarias (contrafactuales): «Si hubiera hecho eso en vez de lo otro»…

Lo imaginado está contenido en un espacio limitado. No accede a la conciencia con la fuerza de la percepción basada en hechos reales. Sin embargo, en función de otros factores, incluida la capacidad de fantasear, el impacto emocional de experiencias justificadas o injustificadas previas de dolor, la atención, lo que pensamos sobre el significado del dolor, puede hacer que ese dolor aparezca en la conciencia como si realmente hubiera algo dañado, aunque no sea así.

Toda percepción integra datos sensoriales e imaginación, en proporción variable y cambiante. Por lo general el organismo mantiene la racionalidad y se expresa en la conciencia de modo coherente con lo que en realidad está sucediendo, apoyado en los datos sensoriales, y no en lo que la imaginación aporta. La posibilidad teórica de lo imaginado está controlada por la probabilidad, baja o alta, que aporta la evidencia de los datos, en ese momento y lugar.

Individuo y sociedad

Habitualmente las células de un organismo pluricelular aceptan las reglas del interés común. Puede haber, sin embargo, células narcisistas, «psicópatas», asociales, a las que les resulta indiferente el daño ajeno que puedan provocar. Son células cancerosas, en las que los genes de la independencia, de una vida ancestral individual, han vuelto a activarse, por diversas circunstancias. Les va bien en la vida individualmente con el plan B, son parásitas, pero acaban con el colectivo y con ellas mismas.

Les ha motivado la recompensa a corto plazo, el egoísmo, la ambición, la ganancia, el éxito, una condición latente en todo lo vivo. Afortunadamente nuestro sistema inmune detecta moléculas que pueden identificar esas células psicópatas y nos libra de ellas. La policía biológica ha funcionado.

¡Cuidado! En biología no hay que fiarse de lo que hace el organismo con su policía inmune. Nos protege de las células psicópatas narcisistas (cáncer) y de malos bichos que quieren comernos, pero a veces acaba con la vida de células honradas que cumplen con sus obligaciones (enfermedades autoinmunes) o nos mortifica defendiéndonos de supuestos enemigos (alergia) como Don Quijote cuando peleaba contra molinos de viento como si fueran gigantes. La naturaleza no siempre es sabia.

¿Por qué en ocasiones la imaginación se agita y desborda su pequeño mundo, proyectándose en la conciencia como si fuera todo real?

¿Por qué duele tanto si no hay nada patológico?

¿Por qué, para qué y cómo?

¿Por qué el organismo se impide a sí mismo vivir en libertad, cuando no hay motivo real?

Esas son las cuestiones. Toma otro respiro y deja que las preguntas reverberen. Filosofa. Deja que la mente vagabundee.

No siempre somos conscientes de que lo que percibimos es un producto de la imaginación. Somos ingenuos. Nos aferramos a la apariencia, a lo que se muestra en la pantalla de la conciencia, dando por sentado que es el fiel reflejo de la realidad. Está en tu mano controlar la función imaginativa y minimizar sus consecuencias negativas, pero necesitas más o, mejor dicho, otra información. Tienes que pegar el mordisco a la manzana de la biología, a *La peligrosa idea de Darwin*.[38]

La imaginación es una función biológica continua e inevitable, que puede descontrolarse. Muchos expertos no considerarán esa posibilidad y te ofrecerán remedios de materia (fármacos, dietas) o energía (calor, frío, electricidad, campos magnéticos y otros supuestos, no confirmados).

También te ofrecerán información, cada uno la suya.

Puede que descalifiquen a tu Yo, a lo que piensas y haces o dejas de hacer.

---

38. D. C. Dennet, *La peligrosa idea de Darwin*, Barcelona, Galaxia Gutenberg, 2015.

No te conformes. No te limites a comprobar si funciona.

Sapere aude! Atrévete a saber. Eres un sapiens *(ma non troppo)*.

Utiliza toda la información que nuestra limitada inteligencia ha acumulado. Despierta tu curiosidad.

¡Existes, luego piensa!

¡Muévete! ¡Trabaja! ¡Juega! ¡Explora! ¡Conoce! ¡Recupera la libertad para vivir y potenciar tu inteligencia natural!

¡Sí, se puede!

¡Contén la imaginación en su banda razonable!

LA CAMPANA DE PÁVLOV

Retomamos el mundo real del organismo, su biología.

¿Qué sucedería si el organismo creciera y aprendiera
por sí mismo, sin expertos, sin relatos predeterminados?

La inteligencia natural, consustancial a la vida, extrae
información de los sucesos. Venimos al mundo con un
kit básico de herramientas de aprendizaje. Solo necesitamos interactuar con el entorno, explorar, jugar, crear
oportunidades, experimentar la realidad. El organismo
se encargará de lo demás: atribuir significado y relevancia a lo que sucede.

Es probable que hayas oído o leído algo sobre un tal
Iván Pávlov, un científico ruso al que le dio por investigar la relación entre el sonido de una campana y la salivación en perros... hambrientos y privados de libertad.

En honor a la verdad no era una campana, sino un

metrónomo que hacía tac-tac-tac-tac a cien clics por minuto, pero ha triunfado el dato falso de la campana. No discutiremos por eso. Supongamos que era una campana.

Pávlov hacía sonar la campana un poquito antes de presentar la comida. El perro salivaba, lógicamente, por la presencia del alimento, que luego ingería, con la ayuda del hambre y la necesidad. Don Iván repetía la secuencia varias veces y llegaba un momento en que bastaba el sonido de la campana para inducir la salivación (y, quizá, el sabor), aunque todavía no había aparecido la comida.

El perro salivaba de modo reflejo ante la vibración de la campana porque esa vibración informaba que en un instante vendría la comida. El tiempo es oro. El organismo del perro de Pávlov imaginaba bien, pero a condición de que la comida apareciera al instante. Si no era así la vibración de la campana dejaba de inducir la salivación. La respuesta se extinguía.

La respuesta refleja al estímulo de la vibración de la campana (estímulo condicional o condicionado) generaría no solo el sonido en el Yo del perro (y, quizá, el sabor), sino también la salivación por obra y gracia de la inmediatez repetida de la comida, del estímulo no condicionado (la visión de la comida).

Un estímulo irrelevante (las campanas no se comen) actuaba como si fuera relevante. La inteligencia natural del perro generaba el sonido que motivaba al Yo del perro, y la salivación, para iniciar la digestión. La generatividad es una propiedad fundamental de la vida. No nos limitamos a responder a la realidad de los estímulos fisicoquímicos. Podemos actuar con anticipación si nuestras predicciones son fiables. El conocimiento genera, promueve acciones. Emociona.

La vibración de la campana contenía información sobre probabilidad de comida. El organismo creía en esa información y actuaba salivando.

Tras condicionar la salivación a la vibración y la comida, si repetidamente deja de aparecer la comida, ya no habrá salivación tras unos pocos ensayos. Si el perro no tiene hambre, tampoco. Los perros no son tontos. Tienen inteligencia general, natural, no solo ecológica, sino también «ego-lógica».

Lo fundamental es la creencia-expectativa, la atribución de significado y el contexto. Una función biológica básica, común a todos los seres vivos, necesaria para sobrevivir. El mercadillo de las creencias está siempre muy animado, con ofertas atractivas. En nuestra especie, cualquier irrelevancia puede investirse de relevancia si la publicidad es exitosa. Basta con machacar con el mensaje.

Iván Petróvich Pávlov recibió el Premio Nobel en 1904 en reconocimiento a su trabajo en la fisiología de la digestión, a través del cual el conocimiento sobre aspectos vitales de su funcionamiento ha sido transformado y ampliado.

¿Qué tiene que ver esto con los síntomas, con el dolor, por ejemplo?, pensarás. Pues que lo fundamental es la creencia, siempre que sea coherente con lo que realmente va a suceder.

«Oigo la campana». «Creo firmemente que voy a recibir materia (comida-energía)». «Ya estoy salivando» (autorrelato).

A todo esto, la vibración de la campana no era lo único que hacía salivar. Bastaba cualquier variable que se repetía previamente a la comida. Por ejemplo, la presencia del propio Pávlov, tan incomestible como la campana. Bueno, depende del hambre (canina) que tuviera el perro.

El relato de la vibración de la campana y la salivación demuestra que el organismo extrae información valiosa de su interacción con el mundo real de los átomos y las energías. Construye expectativas y creencias que guían sus decisiones. Son más poderosas de lo que pensamos. Ojo con ellas. No siempre se ajustan a lo que sucede o sucederá.

La ciencia con sus nuevas tecnologías ha corroborado los hallazgos de Pávlov y ha añadido nuevos datos. Ante la expectativa-creencia de comida, el estómago libera ghrelina, una hormona que actúa sobre los centros de regulación del apetito (ganas-conducta de comer). Cuando los alimentos han entrado en suficiente cantidad-cualidad deja de liberarse ghrelina y se genera la sensación de saciedad (uf, ya no puedo más).

Cualquier variable irrelevante (campanas o equivalentes) o vinculada a los alimentos (olor, visión, hora o escenario de la comida) activa la liberación de jugos gástricos y pancreáticos y, previsiblemente, el sabor y olor de lo que va a comerse, aunque todavía no esté presente.

La información sobre la composición de lo que se come (muchas o pocas calorías de un batido) modifica esos jugos. Si se informa que el mejunje es alto en calorías, deja de liberarse ghrelina antes que, si se informa que es bajo, aunque en los dos casos se dé el mismo batido. Las palabras modifican la liberación de ghrelina. Solo se necesita creer, ingenuamente, en la información que aportan. Hay algunas que nos ayudan y otras que nos confunden.

Somos crédulos. Nuestro organismo también lo es. Es lógico que sea así. Somos una especie social, cuya supervivencia depende de lo que los expertos en cada cuestión del grupo digan y de lo que ese organismo dé por creíble. Una sociedad en la que todo el mundo miente y todos saben que es así no funciona. Necesitamos creer, fiarnos, para bien o para mal. Por eso nos polarizamos.

Nos afiliamos a unos credos y construimos a nuestra medida el grupo enemigo, el equivocado, el chivo expiatorio, el hombre de paja.

Las hormigas y las termitas construyen hormigueros y termiteros. Los sapiens (*ma non troppo*) acumulamos conocimiento, cultura, para construir casas, ordenadores, aviones, pero también nuestros relatos.

El lenguaje es una hormona compleja que actúa sobre receptores (organismos, Yoes) que aceptan su mensaje, a veces sin molestarse en comprenderlo ni cuestionarlo.

No necesitamos cazar para alimentarnos. Nos basta con encargar la comida a un supermercado. Tampoco necesitamos extraer información con la estrategia del ensayo-error (o acierto). Nos basta con acudir a los expertos y aceptar sus relatos.

LA PALOMA DE SKINNER

Seguimos con la inteligencia natural, la que extrae información de la experiencia. La compartimos con el resto de los seres vivos. Es el kit básico para moverse por el mundo y sobrevivir.

Burrhus Frederic Skinner se hizo famoso por investigar la conducta de ocho palomas hambrientas y presas en el interior de una caja (la caja de Skinner) en la que salía comida a intervalos fijos por una trampilla.

Mientras las palomas esperaban ansiosas la comida, sin campanas que la anunciaran, se movían cada una a su aire. Skinner comprobó que cada paloma asociaba el movimiento inmediatamente anterior a la salida de la comida como lo que la causaba y acababa ejecutándolo de manera obsesiva, dando por sentado que esa acción era la que abría la trampilla de la comida. «Tengo hambre.

Voy a darme unas vueltas en dirección contraria a las agujas del reloj».

La salida de comida por la trampilla reforzaba el relato, la conducta. Estamos ante un sesgo, algo peligroso, que se nos cuela a todos los seres vivos a poco que nos dejemos llevar por la «evidencia» subjetiva: el famoso y peligroso sesgo de confirmación o profecía autocumplida. El Yo de la paloma se comportaba como un pichón.

En la misma caja, una paloma que apretara por azar y necesidad la palanca que abría la trampilla de la comida daría con la verdadera causa. En vez de bailar le daría a la palanca. Es más inteligente.

Una correlación fortuita entre el movimiento de la paloma y la salida de comida quedó memorizada como causa y motivó a la pichona a bailar en la caja, innecesariamente. «Me gano la vida bailando». «Me funciona».

Otra correlación fortuita entre darle a todo hasta hallar la palanca la motivó a repetir la jugada en la caja cuando tenía hambre, sin necesidad de ejecutar un estúpido baile.

Si la paloma entendiera nuestro lenguaje y alguien le dijera: «deja de bailar y aprieta esa palanca», o mejor aún: «aprieta esa otra que abre la puerta y podrás ser libre», probablemente le haría caso si escogiera la libertad. A veces nos conformamos con lo que tenemos y renunciamos a explorar en libertad. «Más vale lo malo conocido que lo bueno por conocer».

«Sigo teniendo dolor, pero lo acepto y no me quejo. Con los tratamientos lo puedo sobrellevar».

POST HOC, ERGO PROPTER HOC (DESPUÉS DE ESO, LUEGO A CONSECUENCIA DE ESO)

El sesgo de confirmación nos atrapa por el instinto de atribuir a algo que precede o acompaña a otro algo la propiedad de la causalidad.[39]

Si B sigue a A, concluimos que A ha causado B. Un lógico intento de establecer una relación entre lo que hacemos y sus consecuencias. No podemos sustraernos a la dinámica de buscar una causa a todo lo que nos afecta, positiva o negativamente, sobre todo cuando la necesidad nos fuerza a explorar, a tocarlo todo. Aprendemos a hacer o evitar aquello que, en apariencia, nos genera beneficio o perjuicio. El relato, la atribución de

39. M. Scheffer, D. Borsboom, S. Nieuwenhuis y F. Westley, «Belief Traps: Tackling the Inertia of Harmful Beliefs», *Proc Natl Acad Sci USA*, vol. 119, núm. 32 (9 de agosto de 2022), p. e2203149119.

una causa a lo que nos afecta, es algo instintivo, primario, inevitable.

La vibración de la campana no causa por sí misma la salivación del perro ni el baile de la paloma abre la trampilla de la comida, pero ambas contingencias funcionan cuando hay hambre. El organismo memoriza y da valor a cualquier variable física (vibración) o conductual (baile) que preceda a una recompensa. El azar y la necesidad de Monod.

Ya tenemos construida una expectativa: una atribución de valor informativo a un estímulo irrelevante o a una conducta, también irrelevante. Si no hacemos algo para disponer de más información, seguiremos de por vida creyendo en el poder de las campanas y los bailes y dependiendo de ellos.

El Yo del perro y la paloma creen en la campana y el baile y actúan de modo coherente con esa creencia, porque funciona… siempre que ande por allí el Pávlov o Skinner de turno investigando y asegurando la comida.

A mí me funciona.

«Creo que la campana me da de comer…».

«Creo que mi baile me da de comer…».

El conocimiento de lo que sucede en realidad es lo de menos.

«Tengo hambre». «Si tengo que bailar, bailo».

«La palanca me da de comer». Más lista, menos pichona.

La paloma hubiera comido también si estuviera quieta en la caja. La comida salía a intervalos fijos, pero no podía evitar atribuir esa salida a una acción propia.

El perro hubiera salivado y comido si don Iván traía la comida, sin necesidad de tocar previamente las campanas.

Las campanas y el baile están de más.

Si el perro y las palomas tuvieran hambre y fueran libres se buscarían la vida y aprenderían a actuar inteligentemente, sin intermediarios engañosos, sin investigadores. Encontrarían algo que comer, por azar y necesidad, por conocimiento adquirido en ensayos previos.

Tanto los reflejos condicionados del perro de Pávlov como los instrumentales de las palomas de Skinner funcionan en nosotros. También somos animales. Puede que residamos en complejas cajas de Skinner o laboratorios pavlovianos y actuemos como perros y palomas, bailando y salivando al compás de lo que marca la cultura de los expertos.

Detectamos en el relato correlaciones entre todo tipo de variables inofensivas y el dolor y las evaluamos como causas, a pesar de que no existe ninguna amenaza real en los tejidos. Es con esa amenaza real en los tejidos con la que hay que establecer las correlaciones, no con el dolor. Este solo certifica que el organismo da valor informativo a algo, a veces coincidente con la situación real y, otras, con lo imaginado.

EL CARACOL MARINO
DE ERIC KANDEL

Una cualidad apreciable de la inteligencia natural es la de no malgastar energías en lo que no aporta beneficio o perjuicio y dedicarlas a lo que tiene valor, positivo o negativo. Hay que probar, valorar las consecuencias y memorizarlo todo (éxitos y fracasos). Es el kit de la inteligencia mínima, necesaria para sobrevivir: experimentar, evaluar, memorizar y ajustar la conducta a lo aprendido.

Eric Kandel investigó en un caracol marino, la *Aplysia californica*, el circuito que explica por qué a veces dejamos de interesarnos en algo o lo contrario: por qué cada vez nos interesa más.[40]

Kandel aplicaba un estímulo intrascendente (un chorrito de agua o un leve toque) al sifón (un tubito por

40. E. Kandel, *En busca de la memoria: el nacimiento de una nueva ciencia de la mente*, Madrid, Katz Editores, 2007.

donde fluye el agua hacia las branquias, el equivalente a nuestros pulmones) del caracol. Ante la primera estimulación (lo novedoso importa, tiene valor potencial), se producía una retracción del manto para proteger así las branquias frente a lo desconocido, pero si seguía aplicando el mismo estímulo, acababa anulándose la respuesta, poco a poco, tras comprobar reiteradamente que no había consecuencias internas. El caracol había aprendido a quitarle valor a lo que sucedía; se había habituado a ese estímulo, y le traía sin cuidado.

Lo contrario sucedía si al estímulo irrelevante del sifón le acompañaba una descarga eléctrica aplicada esta vez en la cola del bicho. El manto se retraía para proteger así las branquias. Cada vez la respuesta defensiva era más contundente. El caracol se había sensibilizado, inteligentemente, al estímulo irrelevante que acompañaba a la descarga.

Kandel describió el circuito neuronal que explicaba la habituación y la sensibilización, trabajo por el que recibió el Premio Nobel de Fisiología-Medicina en el año 2000, «por sus contribuciones al estudio de los mecanismos básicos de la memoria y el aprendizaje inteligente».

No descendemos del caracol marino (ni del mono), pero sí compartimos ancestros comunes y recursos neuronales básicos que nos han permitido sobrevivir como especie y como individuos, frente a la incertidumbre de lo que es relevante o irrelevante.

Los circuitos de la habituación y sensibilización nuestros y del caracol son, básicamente, los mismos. Un estímulo repetido que no genera ningún cambio interno relevante no tiene valor. Aprendemos: memorizamos esa cualidad y dejamos de prestarle atención y energías y la castigamos con el látigo de nuestra indiferencia.

Si ese estímulo lo asociamos a algo amenazante reforzamos las conexiones que dan lugar a una respuesta rápida y contundente. Aprendemos también.

La inteligencia natural nos permite comprobar y memorizar las consecuencias de lo que, en realidad, sucede.

La inteligencia natural es algo de Perogrullo. No somos tontos... o no debiéramos serlo.

La inteligencia programada por expertos puede hacer que los circuitos de los sapiens no se habitúen cuando debieran o se sensibilicen a algo que debiera ser ignorado.

La *Aplysia* sabe, memoriza lo que es bueno o malo, interesante o intrascendente.

Nuestros organismos saben muchas cosas que la *Aplysia* desconoce y nunca podrá conocerlas, pero, esa ignorancia la protege de los relatos de los que dicen saber lo que es bueno o malo, los expertos. No se puede tener todo. Siempre hay contrapartidas.

Los sapiens *(ma non troppo)* somos también pichones potenciales y validamos la información de los expertos a pesar de la falta de evidencia de que esté sucediendo algo relevante.

A veces nos comportamos como animales domesticados por la cultura.

ANDA, NO SEAS VAGO. GÁNATE LA DOPAMINA CON EL ESFUERZO. ASPIRA A MÁS...

Un núcleo de neuronas libera (cuando así se les ordena) una molécula-mensaje muy interesante: la dopamina. Ha adquirido fama por ser considerada como la hormona del placer. Si se libera, sentimos placer. Si nos la facilitan desde fuera, disfrutamos.

Falso. Es más complejo.

Las hormonas o los neurotransmisores, como las palabras, se limitan a transmitir órdenes. Cotilleo. Llevan mensajes a algún sitio, sin saber lo que dicen. No hay ninguna molécula ni palabra con intenciones. Los libros no se leen a sí mismos.

Sobre la base de lo que el organismo considera una conducta deseable, la fábrica de dopamina libera continuamente un chorrito. Todo funciona como lo previsto, no hay sorpresas.

Si sucede algo positivo inesperado, una recompensa, el organismo lo cuenta a la fábrica y se libera un chorretón plus de dopamina. Esa dopamina llega a la red y hace que se grabe con buena nota la conducta exitosa en ese escenario. El organismo ha aprendido a catalogar esa conducta como provechosa y motivará al individuo a que repita la jugada.

Si la sorpresa es negativa, sucede lo contrario. Se suspende el chorrito continuo y esa conducta en ese escenario queda etiquetada como algo que hay que evitar.

La dopamina no produce placer ni sufrimiento. Se limita a etiquetar conductas como significativas y motiva a repetirlas o evitarlas, en función del valor que establezca el organismo.[41]

La motivación es un estado importante. Nos empuja a explorar el entorno para adquirir energía (comida) y emparejamiento, individual y social. Hay que esforzarse y arriesgarse. La dopamina potencia una determinada conducta, aquella que el organismo ha evaluado como conveniente. Si la administramos desde el exterior, potenciará las conductas que ejecutamos mientras recibimos ese chorro externo, como con la paloma de Skinner.

Un ratón hambriento en la caja de Skinner toquetea-

41. J. D. Salamone, M. Correa, J. H. Yang, *et al.*, «Dopamine, Effort-Based Choice, and Behavioral Economics: Basic and Translational Research», *Front Behav Neurosci*, núm. 12 (23 de marzo de 2018), p. 52.

rá todo para extraer información. Puede que así aprenda a darle a la palanquita que suelta comida y su organismo soltará el chorro de dopamina que potenciará la conducta de accionar la palanca (adicción).

Los ratones también tienen gustos culinarios. Si solo disponen de comida basura de laboratorio, a demanda, en un cuenco siempre rebosante, no la consumirán a no ser que estén muy hambrientos. La dopamina liberada mantendrá la motivación a explorar, por si encuentran algo más apetecible. El ratón toqueteará toda la caja hasta dar con la palanca que facilita la comida que realmente le gusta. Se esforzará por encontrar otro alimento que no sea el rancho del cuenco. Si no lo consigue comerá de este, empujado por el hambre.

Si le bloqueamos los receptores de dopamina, dejará de esforzarse y explorar. Se limitará a comer el rancho de laboratorio. Me recuerda a la comida del internado...

El ratón de la caja con el cuenco de comida disponible tiene la supervivencia asegurada. Está protegido y tiene el alimento garantizado, pero eso no es vida.

El garantismo tiene esas cosas. Puede quitarnos las ganas de vivir, de explorar entornos inciertos. El instinto de seguridad y comodidad-vagancia a veces gana la batalla. Nos quedamos sin motivación. Los expertos dicen que es una depresión y que se alivia aumentando la serotonina. Una simplificación interesada por el mercado de los fármacos que prometen normalizarla. La biología es mucho más compleja.

La vida va, para algunos, de unas pocas moléculas: unas buenas y otras malas, o todas buenas, pero en su justa medida.

Lo importante es algo más complejo: el relato, la atribución que hacemos a lo que decidimos hacer, en función de lo que creemos que es bueno o malo, a veces porque lo hemos verificado y, otras, porque el sesgo de confirmación nos ha confundido.

Es malo no tener nada que comer. Es bueno tener la comida asegurada, aunque sea rancho insípido de laboratorio. Es mejor que nada, pero se pierde la emoción de explorar con esfuerzo hasta dar con el bocado que nos gusta.

No hay que conformarse con la caja de Skinner y la comida de rancho. No produce salivación por muchas campanas que hagan sonar.

Los herbívoros domesticados se pasan la vida pastando en un prado o en un recipiente con pienso. Entre bocado y bocado se quedan quietos, congelados, mirando al infinito, rumiando. No gastan energías porque no lo necesitan o están encerrados en un prado vallado y electrificado que les da una descarga si asoman el morro. Tienen comida garantizada. Aparentemente, están deprimidos, desde nuestra visión de humanos.

No hay que conformarse con el relato-basura. Siempre lo tendremos a mano. Hay que explorar, salir de la caja de Skinner, recuperar la libertad, con su cuota emocionante de incertidumbre.

No hay que buscar solo la recompensa inmediata de nuestras acciones. Hay que contemplar también la recompensa retardada, la que aparece con esfuerzo, exploración de novedad, constancia. Como todo, tiene sus contrapartidas. Podemos malgastar energías y tiempo en un camino equivocado. Por eso es importante disponer de buena información, la que nos acerca a la realidad.

EL POBRE PERRO DE SELIGMAN

Todos los seres vivos intentamos evitar escenarios que no aportan nada provechoso o, incluso, nos perjudican. Tenemos, en principio, inteligencia natural. Con los años, aprendemos de la experiencia y sabemos gastar energías para obtener lo que conviene y evitar lo que perjudica o lo que no aporta nada. Así tendría que ser si nos comportáramos todos como animales, pero los sapiens, *ma non troppo*, siempre queremos ir más allá e investigamos para conocernos mejor y aprender algo más.

Martin Seligman es un psicólogo norteamericano que se dedicó a investigar lo que pasaba con la conducta de unos pobres perros cuando los encerraba en un recinto del que, lógicamente, querían huir, pero no lo hacían porque cada vez que lo intentaban Seligman les aplicaba una descarga eléctrica. Tras varios intentos fallidos, los perros dejaban de intentarlo, aunque tuvieran la salida disponible. No son tontos. Su inteligencia natural los protege de las descargas.[42]

El ganado también aprende a evitar las descargas del vallado. Se resigna a vivir (¿?) en ese prado delimitado. Pierden toda la esperanza de salir de la caja o de la finca y se quedan allí tumbados y cariacontecidos, inmóviles, acobardados, «vagos», «deprimidos», desmotivados.

El investigador describió esta conducta de desistir como «indefensión aprendida». Los perros aprendían a no malgastar inútilmente energías. Estaban indefensos frente a la realidad del experimento, de la voluntad del investigador-dictador.

Cualquiera de nosotros haríamos lo mismo si nos sometieran a esas condiciones.

«Dejad, los que aquí entráis, toda esperanza», advertía una inscripción a la entrada del infierno, en el canto tercero de *La divina comedia* de Dante.

Intenta imaginar algo así en tu experiencia de vida. Puede que te haya sucedido.

«Haga lo que haga, el dolor sigue ahí».

El organismo aplica la descarga del dolor cuando intentas hacer una vida normal. Nada funciona. No hay terapia que impida el sufrimiento y llega un momento en el que tiras la toalla.

42. M. E. Seligman, *Helplessness: On Depression, Development, and Death*, San Francisco, W. H. Freeman, 1975.

Tienes un jefe que te hace la vida imposible...

Cuando eras niño los compañeros de clase se burlaban... ¿Por qué? No había motivo. No lo merecías...

El jefe y los compañeros eran los culpables. Eso lo explicaba, pero cuando el castigo proviene de tu propio organismo, ¿a qué o quién echamos la culpa?

¿Eres tú el culpable?

Ahí lo dejo. Piensa un poco...

Martin Seligman castigaba a un perro inocente, que lo único que pretendía era recuperar la libertad. El ganadero electrifica el vallado.

Tu organismo te castiga cada vez que intentas vivir. Te hace *bullying*, te tiraniza...

Piensa: ¿qué opinas sobre tu organismo?

¿Crees que algo le pasa, que está enfermo?

¿Qué opinión tienes de tu columna, de tus músculos, de tu cerebro?

¿Qué te han contado los expertos?

¿Crees que la vida, el estrés, te pasan factura?

Sin ser consciente de ello, compartes opinión con tu organismo. Formas parte de él.

¿Qué opinas sobre tu relato?

Lo conoces perfectamente. Te acompaña a lo largo del día. Se expresa con los síntomas y solo piensas en ellos, dejando de lado lo que los genera...

LAS MÁQUINAS APRENDEN

La inteligencia natural nos permite categorizar el mundo externo y atribuirle unas consecuencias positivas o negativas, físicas y sociales. Interactuar con el entorno permite a la cognición mínima separar lo positivo, indiferente y negativo, promoviendo las conductas correspondientes de acercamiento, indiferencia o alejamiento. Basta con experimentar en libertad en un entorno suficientemente interesante, y detectar errores, memorizándolos y corrigiendo la conducta.

En nuestra especie, los cuidadores-instructores nos ayudan en la tarea, facilitándonos ese entorno interesante y minimizando la exposición a lo peligroso, en virtud de un conocimiento que se les supone.

La inteligencia natural se verá así complementada con la inteligencia artificial de la cultura, que nos hará ver lo que no vemos con nuestros ojos. «Lávate las manos antes de comer, están llenas de microbios».

Hoy en día está de moda la inteligencia artificial. No hace falta ser un bicho viviente para resolver problemas con la inteligencia natural. Podemos dotar a una máquina de la capacidad de aprender y resolver muchas cosas. Por ejemplo, a jugar al ajedrez y ganar a nuestro ajedrecista natural más dotado. Basta con que le facilitemos las reglas, juegue y reforcemos sus aciertos.

En el aprendizaje supervisado el entrenador ayuda a la máquina a categorizar. Por ejemplo: a distinguir qué imagen corresponde a un gato o a un perro.

Se le ofrecen miles de imágenes de perros y gatos etiquetadas como tales para que interactúe con ellas y aprenda. La máquina acaba extrayendo los patrones que permiten diferenciar lo que es un perro o un gato, porque se le ha dado la respuesta correcta.

El programador es el que sabe lo que es un gato y lo que es un perro. La máquina aprende con sus algoritmos con esa ayuda externa y acaba acertando.

Todos los seres vivos tenemos ese dispositivo para minimizar los errores, a base de experimentar. Cada conducta genera unas consecuencias internas. Los sensores las detectan e informan. El organismo lo memoriza todo atribuyendo un valor a cada acción. La próxima vez será distinto. No tropezaremos en la misma piedra.

Sin embargo, todo sucede al revés. Cada vez duele más. El organismo no aprende. No detecta el fallo...

Imagina que eres una máquina que aprende con un instructor-experto que valora tus acciones o incluso tus intenciones y las cataloga como inofensivas-interesantes o peligrosas, porque defiende un modelo que predetermina lo que es bueno o malo para tu organismo.

Si comes chocolate, malo. Poco a poco la dinámica del deseo por comer dulce y la reprobación oculta del instructor hará que un día la acción de comer chocolate haga saltar la reprimenda en forma de dolor de cabeza.

El relato del Yo a partir de ese momento incluirá la reprobación expresada como dolor de cabeza.

«Me encanta el chocolate, pero me produce dolor de cabeza».

La consulta con el experto (instructor que entrena a la máquina) reforzará el esquema: «El chocolate te produce dolor de cabeza. Tienes que evitarlo».

Tenemos inteligencia natural, validada por miles de millones de años de evolución. Para suerte y para desgracia hemos generado inteligencia artificial, ciencia, y la utilizamos para mejorar el rendimiento de nuestras máquinas biológicas, pero esta no es fiable en todos los terrenos.

Puede que los expertos de la cultura entrenen a nuestra máquina biológica a categorizar como potencialmente nocivo lo inocuo o como positivo lo peligroso. La cultura no solo aporta información, sino que incluye ingredientes de mercado, publicidad, liderazgo.

La inteligencia artificial de la cultura consigue que muchos organismos categoricen la conducta de fumar como positiva y la promuevan, soltando chorritos de dopamina a pesar de la evidencia de la toxicidad real del humo. Sin publicidad ningún humano fumaría. Su inteligencia natural lo prohibiría.

La inteligencia artificial de la cultura promueve, en el caso que nos ocupa, conductas de adicción a fármacos que solo aportan efectos secundarios.

EL REVERENDO THOMAS BAYES

A base de experimentar con la inteligencia natural a nuestro servicio, aprendemos a anticipar las consecuencias de nuestra interacción con el entorno. Disponemos de los famosos cinco sentidos externos (vista, oído, tacto, olfato y gusto) y de otros internos (propiocepción, interocepción) para extraer correlaciones entre lo que hacemos y el impacto interno de esa acción. Si vemos que el caldo humea sabemos que si lo tomamos nos quemaremos; si vemos pinchos en la flor sabemos que podemos lastimarnos, o si fallamos el golpe con el martillo, nos machacaremos el dedo. Si vemos nubarrones en el cielo y oímos truenos, podemos predecir que la calle se mojará.

Conocidas las causas, podemos adelantar unas consecuencias, con más o menos probabilidad de acierto.

El problema inverso es más peliagudo en algunos casos: conocemos algo que puede deberse a varias causas y tenemos que adivinar cuál de ellas es la más probable. Vemos la calle mojada y hacemos cábalas sobre lo que puede haber pasado: ¿ha llovido?, ¿la han regado?

Para acertar necesitamos información. Si hemos oído truenos y visto nubarrones lo más probable es que haya llovido. Sabemos por experiencia que si vemos nubes y oímos truenos probablemente llueva y nos encontremos con la calle mojada. También sabemos que suelen regar las calles y que cuando el cielo está despejado no cae agua.

Si el cielo está despejado, casi seguro que han regado.

El reverendo Thomas Bayes fue un matemático y ministro presbiteriano del siglo XVIII que se interesó por esa cuestión: dado un efecto determinado, ¿cuál es la probabilidad de que lo haya causado, entre las conocidas, una causa determinada y no otras?

Si tengo catarro viral, estornudaré, pero si estornudo, ¿cuál es la probabilidad de que sea debido a un virus y no a una reacción alérgica, por ejemplo? Si tengo cáncer de mama saldrá una imagen en la mamografía, pero ¿qué probabilidad tengo de padecer cáncer si sale algo en la mamografía?

Si tengo meningitis, me dolerá la cabeza, pero ¿cuál es la probabilidad de que padezca una meningitis si me duele la cabeza?

Es evidente que el conocimiento acumulado en experiencias previas y la disponibilidad de nuevos datos ayudan a solucionar el dilema, pero no siempre tenemos esa información.

El reverendo Thomas planteaba un juego mental: imagina una bola en una superficie rectangular, finita. De espaldas a ella quieres adivinar dónde está, pero no tienes ni idea. Alguien echa otra bola y te dice si queda a la izquierda o a la derecha de la bola problema, arriba o abajo. Repite la jugada con la misma bola y el informador te dirá dónde está respecto a la bola problema. Tú apuntas la información recibida con cada lanzamiento. Con esos datos se irá acotando la superficie en la que se encuentra la bola, mejorando la probabilidad del acierto. Si todas las bolas lanzadas quedan a la derecha, probablemente la bola está en el borde izquierdo.[43]

El organismo utiliza la regla de Bayes actuando y detectando las consecuencias de cada acción, el acierto o fallo. Disponiendo de datos de sensores internos y externos, aprende a categorizar la realidad. Aprende a ver, oír, oler, caminar, mantener el equilibrio, hablar. Dispone de datos de sensores internos y externos. Imagina la realidad y poco a poco la imaginación se ajusta a la realidad más probable. Al inicio todo es posible (dentro de

43. S. B. Mcgrayne, *La teoría que nunca murió*, Barcelona, Crítica, 2012.

las restricciones de la física, la química y las matemáticas), pero a medida que interactuamos con la realidad y obtenemos información, la predicción del organismo sobre las posibles consecuencias va mejorando. El organismo aprende por probabilidades, aunque se nos dé fatal pensar en ellas y cometamos fallos garrafales.

Utilizando el juego del reverendo Thomas queremos adivinar la posición de la bola, esta vez en una superficie ilimitada, en la que cualquier posición es factible. Tiramos las bolas, una a una, y quien tendría que ayudarnos nos confiesa que no está claro a dónde ha ido a parar esa bola de ayuda, aunque cree que ha quedado a la derecha. Otro ayudante dirá que, en su opinión la bola ha acabado en la izquierda… No hay información sobre dónde ha quedado. Opiniones, hipótesis, sospechas, incertidumbre. Tampoco podemos asignar probabilidades. Estamos perdidos.

Puede que, incluso, la bola problema no exista. Que sea imaginaria.

El organismo dispone de recursos para utilizar la información de los sensores y categorizar la realidad, darle significado. Solo necesita experimentar, minimizando el riesgo, con prudencia.

En nuestra especie el problema aparece cuando damos por buena la información de los expertos y desvalorizamos la de los sensores. La imaginación, la incertidumbre, el miedo, el azar... irán construyendo una probabilidad y en un momento dado el organismo puede generar una predicción de amenaza creíble, y expresar esa predicción-temor como «dolor».[44]

Estamos ante la cuestión de la realidad física y la realidad perceptiva, la vibración de la campana y el sonido.

El sonido es real, perceptivamente. Ha aparecido en la conciencia. ¿Ha vibrado, de verdad, una campana al ser golpeada?

El dolor es real, perceptivamente. ¿Hay, en realidad, tejido dañado o amenazado en ese momento y lugar?

¿Cuál es la probabilidad de que haya vibrado una campana cuando hemos oído el sonido?

¿Cuál es la probabilidad de que haya algo dañado al sentir el dolor?

Necesitamos información, datos, probabilidades de cada evento posible. Conocimiento. Todas las hipótesis plausibles deben conocerse y considerarse.

La regla de Bayes nos facilita una herramienta matemática para conocer exactamente cuál es la probabilidad de una causa, entre todas las posibles, ante la evidencia de un efecto y la disponibilidad de conocimiento adquirido.

44. P. R. Corlett, G. Horga, P. C. Fletcher, *et al.*, «Powers AR 3rd. Hallucinations and Strong Priors», *Trends Cogn Sci*, vol. 23, núm. 2 (febrero de 2019), pp. 114-127.

No voy a entrar en cuestiones matemáticas que se me escapan. Dicen los expertos en esta materia que el cerebro es un órgano bayesiano que está haciendo siempre predicciones basadas en el conocimiento disponible y que va actualizándolas a base de detectar errores y aciertos, lanzando bolas en la superficie y sabiendo si quedan a la izquierda, derecha, arriba o debajo de la bola problema en cada lanzamiento.

Puede que, en realidad, no haya ninguna bola problema, ningún daño por identificar.

Puede que sí lo haya, pero no hay manera de acercarnos a la identificación. No tenemos medios ni tecnología adecuada.

El organismo aplica la regla de Bayes para aprender interactuando con el mundo real. Por eso aprende el idioma del entorno. También la cultura en la que se desarrolla y va seleccionando un conjunto de posibles causas, sin disponer de sensores que informen realmente de lo que esas teorías proponen.[45]

Estamos en manos de los expertos. Son quienes facilitan la información que puede ayudarnos a dar con la causa o causas del dolor.

¿Comparten todos los expertos una opinión común? Cada profesional centrará la identificación de las

45. S. Zeki y O. Y. Chén, «The Bayesian-Laplacian Brain», *Eur J Neurosci*, vol. 51, núm. 6 (marzo de 2020), pp. 1441-1462.

causas en su competencia y no considerará aquellas posibles causas que desconoce o rechazan sus credos.

«Si solo tienes un martillo en la caja de herramientas, todo te parecerán clavos». El sesgo de disponibilidad hace que interpretemos lo que nos sucede desde lo que sabemos, y despreciemos otras posibles explicaciones.

EL SABER OCUPA UN LUGAR MUY DISPUTADO

Sabemos mucho menos de lo que ignoramos, pero lo poco que sabemos debemos conocerlo, sobre todo cuando damos por cierto lo que, a ciencia cierta, es falso. Los Reyes Magos no existen, son los padres. Todo era un cuento.

Un niño que no recibe los juguetes solicitados en Navidad está obligado a aceptar que ha sido malo. Los Reyes quieren traer juguetes a todos los niños, pero solo a condición de que sean buenos. No hay juguetes, luego ha sido malo.

Hay otras hipótesis plausibles: por ejemplo, el niño no tiene padres o son pobres y lo de los Reyes es un cuento oriental, chino. Como es lógico, los niños huérfanos preferirían que el cuento de los Reyes fuera cierto. Se esforzarían (inútilmente) en ser buenos para recibir juguetes…

Es muy saludable para el Yo conocer lo que se sabe si ese conocimiento influye en la experiencia de vida.

Hay miles de investigadores dedicados a desvelar la realidad fisicoquímica y la realidad sentida de los sapiens. Todos los días se vuelcan nuevos datos en la nube del cotilleo de la ciencia, las revistas especializadas, unas publicaciones que el ciudadano lego en la materia no lee.

La información «endocrina» fluye en el organismo social de los científicos. Hay mucha competición por publicar. Todos se quitan la palabra.

El instinto del cotilleo, esa pulsión básica de todo lo vivo a relatarse en todos los niveles que le afectan, hace que la información científica salte a los medios de comunicación. Información «exocrina». Revistas y congresos multitudinarios para informar primero a los expertos, y revistas, periódicos, emisoras de radiotelevisión y cotilleo social para llegar a la plebe ingenua, necesitada de buenas noticias.

La época de las súplicas de salud a los dioses, la de los enemas y sangrías para todo, la de los efluvios pútridos (miasmas) externos e internos, la de las moléculas buenas y malas, excesivas o insuficientes, también para todo, ha contribuido a generar una cultura sensibilizante y fragilizante, que describe al organismo humano como algo delicado, mal acabado o gestionado por quien lo habita y mueve, un Yo que no se deja guiar por los expertos en el arte del buen vivir, un pecador.

He sido creyente en lo que mis expertos, los que publicaban artículos en las revistas de más impacto, decían sobre síntomas, síndromes, , trastornos y enfermedades.

Creía, por ejemplo, que la migraña era una enfermedad cerebral de base genética, que generaba un estado de hiperexcitabilidad neuronal que se expresaba con dolor, vómitos e intolerancia sensorial, espontáneamente o por la acción de desencadenantes diversos.

Creía que los padecientes no respondían a los fármacos por motivos psicológicos, por su Yo quejica, ansioso, depresivo y simulador, adicto al consumo de fármacos.

Creía que los fármacos lo podían todo si los expertos los prescribíamos pronto y correctamente. Bastantes padecientes mejoraban con ellos. El sesgo de confirmación reforzaba mi credo previo. Si no había mejoría, el sesgo de «lo psicológico» confirmaba la culpabilidad del padeciente.

Poco a poco mis credos fueron perdiendo fuerza por la evidencia de los fracasos reiterados y por la entrada de nueva información. La regla de Bayes empezó a funcionar, quitando fiabilidad a las palabras y dándosela a los datos sensoriales y a las evidencias de la ciencia.

La falacia *post hoc, ergo propter hoc* se desvaneció: «Los

fines de semana tengo migraña: el estrés laboral se me acumula y descarga, tengo que relajarme, trabajar menos horas». «Si me muevo, me duele, luego no debo moverme. Algo comprime o roza los nervios…».

¡Al carajo!

El perro de Pávlov y el de Seligman, el pichón de la caja de Skinner y el caracol de Eric Kandel siguen estando ahí, pero poco a poco descubrí que lo que procedía era recuperar la libertad para buscarme la vida fuera del recinto condicionado del laboratorio, de la inteligencia artificial apoyada en la cultura de los expertos (en el tema del síntoma no explicado, justificado ni resuelto), en los miles y miles de *papers* que se vuelcan en las revistas y periódicos cada año. Cambié información médica por información biológica.

Hice sitio para la nueva información, y trasladé lo creído al desván, al baúl de los recuerdos. El saber siempre ocupa lugar. Hay que encargarse de que sea el adecuado, el que guíe la actividad compleja del organismo, el relato.

Nos invaden todo tipo de ofertas de autoayudas y terapias. Solo necesitamos creer en ellas y consumirlas para comprobar si funcionan, independientemente de su fundamento real.

El efecto positivo de una terapia certifica a veces el fundamento de su aplicación. Un antibiótico puede acabar con un germen que nos destruye porque contiene la virtud de eliminarlo. El bicho es un mal bicho y está en nuestro Yo real, dispuesto a zamparse nuestras células. Podemos identificarlo y escoger el antibiótico con más probabilidades de acabar con su vida.

La insulina salva vidas. No hay que publicar más *papers* frente a un grupo control o frente a placebo para demostrar que es así.

No siempre disponemos de esas evidencias. Una terapia puede hacer que nos sintamos mejor, simplemente porque el organismo cree en ella, aunque no tenga ninguna virtud real.

Una cápsula vacía, una intervención quirúrgica simulada (abrir y cerrar), un estimulador desconectado, pueden aliviar el dolor. Un broncodilatador puede cerrar los bronquios en vez de abrirlos, si se informa al padeciente de que es un broncoconstrictor (lo contrario de lo que es).

No sabremos lo que el organismo cree hasta comprobarlo. No podemos creer en lo que queramos. Si fuera así podríamos librarnos de los síntomas a nuestro antojo: «Voy a tomar un poco de agua con azúcar pensando que es un potente analgésico»…

No funciona.

Sin embargo, si la información la da un experto: «Te damos un placebo. Dinos si notas alivio», puede que en algunos casos produzca efecto, aunque el padeciente sepa que no contiene nada. La fe en la medicina y la esperanza es lo último que se pierde.[46]

El físico Niels Bohr, galardonado con el Premio Nobel de Física en 1975 por sus aportaciones al conocimiento de la estructura del átomo, tenía una herradura de la buena suerte encima de su escritorio. «Me han dicho que, aunque no creas, funciona…».

El relato se construye a nuestras espaldas, sin pedirnos permiso. Conociendo los efectos podemos acertar con las causas (regla de Bayes), pero para ello necesitamos información sobre lo que de verdad está sucediendo y contemplar todas las hipótesis posibles y plausibles. Si sopla viento sur y nos duele la cabeza, pensaremos en el relato de que la cabeza es sensible al viento sur y por eso nos duele. Cada vez que suceda se reforzará la creencia. Se cumple así lo anunciado por los profetas de turno, que habían anticipado las consecuencias nocivas del viento.

«Yo solo sé que si sopla el viento sur me duele la cabeza».

Hay que saber algo más para que el organismo considere todas las posibles causas y no solo las que la inteligencia artificial de la cultura ha señalado.

---

46. E. S. Bromberg-Martin y T. Sharot, «The Value of Beliefs», *Neuron*, vol. 106, núm. 4 (20 de mayo de 2020), pp. 561-565.

La inteligencia general apoyada en sistemas expertos tiene peligro, tanto si es natural o artificial. Nos pone en manos del poder de quien la administra.

La inteligencia generativa, natural o artificial, apoyada en los datos que aporta la experiencia acumulada libre, permite extraer patrones, categorizar la conducta.

Indudablemente la ciencia puede y debe aportar su conocimiento validado, pero hay que aplicarle todas las cautelas.

«Ahora sé que si sopla viento sur y me duele la cabeza es porque mi organismo atribuye al viento la capacidad de dañar la cabeza». «Es una atribución errónea, alimentada por la cultura popular y experta». El viento es un estímulo mecánico que solo genera movimiento de objetos externos. Lo dice la ciencia.

Eso está mejor.

LA CAJA NEGRA GENERATIVA

Supongo que has comprendido y aceptado la diferencia entre la vibración de la campana, la luz absorbida y reflejada en los objetos y el daño de las células, como expresión de la realidad física, y el sonido, las imágenes y el dolor, como expresión de la realidad percibida.

Los datos de los sensores entran en una complejísima red de neuronas, que ha memorizado lo relevante de la interacción del organismo con el entorno y ha construido y actualizado el relato en el que bienvives o malvives.

A esa red que recibe datos y los procesa se refieren los expertos como la «caja negra», dando a entender que desconocemos cómo trabaja y cómo construye todo lo que pensamos, sentimos y hacemos. Es una potente estructura generativa. De allí surge el relato en el formato de los síntomas y lo que pensamos y decidimos hacer con ellos.

Vamos conociendo algunos detalles importantes sobre los sensores que detectan esas sutiles variaciones que nos informan de lo que sucede fuera y sobre lo que nos puede dañar o ya lo ha hecho. A partir de ahí sabemos más bien poco. Las señales electroquímicas que codifican la realidad física se conducen por neuronas (cables, para entendernos) y entran en la red neuronal de procesamiento, la caja negra.

Lo que sí sabemos es que el proceso que da lugar a lo que percibimos (sonido, imagen, dolor) es muy complejo e integra varios componentes, no solo las señales sensoriales.

También sabemos que el organismo puede reproducir lo que previamente ha recibido; se genera así una percepción espontánea, sin que suceda nada. Podemos oír voces y músicas, y sentir dolores sin que nada real suceda. El organismo tiene esa capacidad, contenida en la caja negra, pero lo que imagina está sometido a las señales que continuamente proceden de la realidad fisicoquímica. No puede imaginar y generar imágenes de personas en un bosque donde hay solo árboles.

Cuando la realidad es ambigua puede tunearla con la imaginación y proyectar una cara en una nube o en las manchas de una pared o una tostada. Los expertos denominan «pareidolia» a esa capacidad de crear imágenes ilusorias. Como sabemos muy bien que lo que vemos es una nube o una pared, no nos creemos que haya una persona en esa nube o pared. Es nuestra capacidad imaginativa la que ha dibujado los caracteres de una cara.

El organismo suele diferenciar bien la realidad de la imaginación cuando interpreta el entorno. Ha recogido muchos datos en el entrenamiento para categorizar el exterior de manera adecuada y saber que no hay personas en las nubes ni en las paredes.

Cuando falla el control sensorial (los datos del mundo real), el proceso imaginativo puede liberarse y generar alucinaciones. Es lo que sucede, por ejemplo, en el síndrome de Charles Bonnet, filósofo suizo que lo describió en 1789 por padecerlo su abuelo Charles Lullin a los ochenta y nueve años. Afecta a personas ancianas con pérdida visual importante. Son alucinaciones visuales, estáticas o en movimiento, en color o blanco y negro, simples o complejas. Quienes las padecen reconocen que no son reales. Al faltar la contención de los datos sensoriales de la retina (monitorización de la realidad), la función imaginativa está liberada y genera imágenes como si fueran reales.

Sabemos que podemos imaginar. Sabemos cuándo estamos imaginando y cuándo no. Distinguimos perfectamente una cara imaginada en una nube o en una fotografía, de una cara que vemos como si fuera real, pero no está, tal como sucede en el síndrome de Charles Bonnet. Las imágenes no se interpretan como objetos o sujetos reales porque el organismo ha aprendido a construirlas con suficiente evidencia de datos sensoriales. El conocimiento adquirido impide el acceso a la conciencia como algo real, que nos afecta.

Los relatos tienen un poder limitado. Ni siquiera de niños vemos gnomos, dinosaurios, unicornios, pitufos, hadas ni fantasmas, por más que nos cuenten historias y nos muestren imágenes. Creemos en ellos, pero no conseguimos verlos. Al disponer de más evidencia dejamos de creer. No somos niños ingenuos que se tragan todo lo que les cuentan «los mayores», los sistemas expertos.

No sucede lo mismo con el espacio interior opaco. Hay sensores internos, pero el interior es un espacio controlado donde no suele ocurrir nada extraño. Suceden cosas, pero por un motivo que acaba desvelándose. El experto hará el diagnóstico correcto: un catarro, una intoxicación intestinal o lo que sea. El relato contiene coherencia con la realidad.

El problema surge cuando padecemos el síntoma sin que nada, en apariencia, lo explique y justifique.

Para el paciente el relato está claro: «Me duele la cabeza».

El experto puede dictaminar que no tiene importancia: «¿A quién no le duele la cabeza? Es normal. Toma un ibuprofeno»…

Puede que el relato se acepte o puede que se inicie un proceso complejo en el que el dolor va a más y el ibuprofeno y otros fármacos «más fuertes» no cumplan con lo que prometían.

El padeciente sabe que el dolor no es algo imaginado. Es real. Un 8/10.

Tal vez el experto piense que ya será menos: un 4/10. Quizá cuestione el origen físico y piense en «lo psicológico».

Puede que todo esté bien en los tejidos de la zona en la que se proyecta el dolor. Puede que estemos ante un problema del relato, de la película que se ha montado el organismo.

El relato es algo biológico, tan biológico como el daño físico. El sonido de la campana es real, tan real como la vibración, pero no aparece la campana…

¿El padeciente es el que imagina el dolor?

En absoluto. Es el que lo padece, el que lo recibe en la conciencia.

Hablemos de una propiedad fundamental de los seres vivos: la agencia. Como todas las cuestiones fundamentales, resulta complicado definirlas y explicarlas. Nos limitamos a vivirlas. Son fenómenos.

EL AGENTE YO

Los seres vivos disponemos de varias capacidades que no tienen los objetos inanimados. Una de ellas es la «agencia», vivida ingenuamente en el Yo como la capacidad de decidir con libertad y atribuirnos el mérito o culpa de lo que hacemos o pasar esta última a un algo o un otro, real o imaginario.

En el principio no fue el Verbo, como me explicaron los frailes, la palabra divina, sino la acción, el movimiento. El *big bang* inició el baile de las galaxias, los planetas, los átomos y sus partículas. Todo se movía con la música de las leyes físicas y químicas hasta que hace unos 4.000 millones de años una sociedad especial de átomos-moléculas se autoorganizó y atrincheró en una membrana-frontera, a través de la cual se intercambiaba materia, energía e información con el exterior, y se las apañó para moverse cuándo y a dónde decidiera, con el objetivo de mantener el nuevo estatus de lo vivo.

Gracias a esa estrategia estamos aquí los sapiens *(ma non troppo)*, los seres vivos con más capacidad para independizarnos (hasta cierto punto) de las leyes fisicoquímicas. Podemos volar sin tener alas, sobrevivir en el fondo del agua sin branquias o desplazarnos a más velocidad que cualquier otro animal por tierra, mar y aire. Vemos el interior con escáneres y resonancias. La cultura nos ha aportado todos esos superpoderes y muchos más que están por venir. Está en nuestras manos, en nuestra voluntad, adquirirlos, agenciárnoslos para gestionarlos a nuestro antojo.

Podemos imaginar sin límite sonidos e imágenes y organizarlos como películas con apariencia de realidad. Hemos ideado la manera de generar realidad virtual y vivir en ella como si fuera el mundo real. Ampliamos nuestra inteligencia natural, limitada, con inteligencia artificial. Podemos también, limitar nuestra inteligencia natural con la artificial, someternos a sus dictados. La cultura no deja de contener inteligencia artificial, a veces contraria a la natural.

Sin embargo, a pesar de los espectaculares avances de la tecnología, no podemos sentirnos como queramos. No tenemos un artilugio para implantar en el cerebro y manipularlo con un mando a distancia, o, con nuestra mente, para apagar lo que nos hace sufrir y encender lo que nos hace felices. No somos capaces de agenciarnos el bienvivir subjetivo a nuestro antojo. De hecho, cada vez padecemos más, a pesar de todas esas ofertas en el mercado de las autoayudas y terapias.

¿Realmente estamos indefensos como los perros de Seligman? ¿No podemos hacer nada? ¿No podemos utilizar la voluntad y los artilugios de la tecnología para librarnos del sufrimiento, del desánimo, la angustia, la soledad, cuando no hay una situación real que lo explique y justifique?

Recuerda a Marie Curie: «En la vida no hay cosas que temer, sino que comprender».

La cuestión del dolor misterioso no se resuelve con ibuprofenos o similares, sino analizando y saneando el relato, con conocimiento. Desaprendiendo lo aprendido.[47]

El organismo está actuando **como si** hubiera algo dañado o estuviera amenazado por una energía térmica, mecánica o química potencialmente nociva **en ese momento y lugar**... pero no hay ninguna amenaza.

El relato contiene un error. La imaginación se ha liberado de la contención de los datos sensoriales. Hay una campana, pero nada la ha golpeado. No hay vibración. Oigo una voz, pero no hay una laringe que esté emitiendo una onda vibratoria real.

47. A. Goicoechea, *Desaprender la migraña*, autoedición, 2019.

¿Entonces quién o qué es el agente?[48]

Es evidente que no eres tú. Nadie, en su sano juicio, se aplica estímulos mecánicos, térmicos o químicos nocivos para disfrutar del sufrimiento. Nadie decide pensar en que tiene algo malo de manera voluntaria. Siente dolor y luego piensa, contemplando las hipótesis que le han enseñado a considerar. La regla de Bayes, la falacia del *post hoc, ergo propter hoc,* el principio de precaución (piensa mal y sobrevivirás, pero malvivirás), los condicionamientos, la sensibilización, harán el resto.

Cuando es el propio organismo, su red neuronal, el que promueve una acción, sin temor a sus consecuencias, filtra las consecuencias sensoriales de esa acción. Nos movemos en ese caso sin sentir el cuerpo, centrados en nuestros objetivos. Los sensores internos y externos registran sus datos y los envían a la caja negra de procesamiento, pero allí no se generan las percepciones correspondientes. Podemos saltar, correr, bailar sin sentir nada, a pesar de la llegada incesante de datos de sensores. Estamos en modo juego: libres, confiados. El organismo se tolera a sí mismo.

Lo contrario sucede cuando a la acción se le atribuye una consecuencia negativa, aun cuando esa relación no tenga fundamento. Los datos sensoriales llegan a la caja

48. B. Rosslenbroich, S. Kümmell y B. Bembé, «Agency as an Inherent Property of Living Organisms» *Biol Theory*, 2024.

negra, certificando que esa acción se está produciendo, a pesar de la atribución de amenaza. Estás desobedeciendo y, aun cuando no existan datos de amenaza real, se genera la transición al estado alerta-protección, expresado en la conciencia como dolor.

Es la misma estructura que la fobia. Los síntomas aparecen en un escenario irrelevante, porque la posibilidad teórica, imaginada, se impone a la probabilidad despreciable de que eso temido suceda. Los síntomas se manifiestan como consecuencia de que se va a ejecutar una acción que el organismo quiere evitar. Podrías desobedecer a tu organismo.

¿Quién o qué hace que nuestras acciones, reales o imaginadas, nos hagan sufrir sin necesidad?

¿Qué o quién es nuestro agente responsable?

Espero que a estas alturas del libro ya sepas la contestación correcta y te la creas. Tengas construida la emoción de la convicción de lo que contestes.

—¿El relato del organismo? Quiero creer que me lo creo, pero no estoy segura. Si no te importa, déjame escribir otro capítulo del libro.

—Adelante.

¿QUÉ TE (ME) CUENTAS?

Puedes escribir otro capítulo del libro. ¿Qué te cuentas?

Gracias. Necesitaba decir algo.

Creo que he comprendido la diferencia entre la realidad fisico-química, los átomos, las células y demás, y la película que construye mi organismo, que es lo que yo vivo (padezco). Acepto que las dos cosas son reales, pero pertenecen a sucesos o procesos distintos.

El problema para mí está en lo que Yo como padeciente puedo hacer para cambiar ese Yo como relato que me está mortificando sin necesidad.

A veces me despierto con dolor. Yo estaba dormida, pero el organismo, por lo que sea, ha construido el dolor, que me ha despertado. Eso quiere decir que el dolor me precede y puede más que Yo.

Yo, al estar dormida, no puedo hacer nada por evitarlo. Cuando me despierto con el dolor, ya es muy intenso y no responde a los analgésicos.

Supongamos que he comprendido bien lo que tratas de explicarme, que he leído lo que querías que leyera y no he tergiversado nada (el hombre de paja ese).

Siento dolor ahora. ¿Qué hago?

Estoy acostumbrada a que me digan haz esto o lo otro: toma esta pastilla, haz estos ejercicios, medita, relájate, controla tus emociones, etc. Otras veces me limito a tumbarme en la camilla y el que hace algo es el fisio, para quitarme contracturas o darme un masaje.

Lo que propones no encaja en esta estrategia. No hay terapia. ¿Qué hago? ¿Pienso que donde duele es todo normal, y eso es todo? ¿Me lo creo? ¿Cómo hago para creérmelo sin esperar a comprobar que funciona, que el dolor disminuye?

«Muévete sin miedo». «No pasa nada». Ya, pero me duele. Algo pasa. No acabo de entenderlo o, quizá, creerlo.

Puede que me suceda lo mismo que al perro de Seligman o a la vaca que pasta en un prado vallado y electrificado. Intento escapar de la caja-cárcel, vivir, pero algo ajeno a mí lo impide. No puedo desactivar el artilugio de la descarga. Lo tiene el investigador o el pastor. Ya, ya sé lo que me vas a contestar: es el relato: «deja de creer en lo que crees...», «intenta escapar, aunque sientas la descarga...».

No tengo ese poder que dices: la imaginación, la agencia. Puede que sea afantasiosa o, quizá lo contrario: demasiado fantasiosa, pues mi organismo imagina más de la cuenta... Creo que entiendo lo que has escrito, pero no acabo de creer en la posibilidad de controlarlo solo con mi imaginación, imaginando lo que, según tú, es lo que, realmente, está pasando: una falsa alarma, un error de atribuir peligro a algo que es inofensivo.

Me preocupa el hecho de que comprenda bien lo que sucede y no pueda darle la vuelta por más que lo intente, porque no sé muy bien qué tengo que hacer.

Cuando me duele pienso en todo lo que he aprendido, pero sigue doliendo. Analizo lo que puede estar pasando, pero no doy con el fallo, con lo que no hago bien o mal. Eso me desespera y deprime. Me dan ganas de tirar la toalla.

Por otra parte, pienso que todo esto que me cuentas, aunque tiene su lógica, se queda en agua de borrajas. Además, siguen publicando noticias sobre avances científicos prometedores. ¿Cómo puedo saber quién tiene razón?

La tentación de creer en lo que leo sobre los avances de la ciencia y los consejos de los expertos es fuerte.

EL QUID DE LA CUESTIÓN.
LA IMAGINACIÓN

Creo que has comprendido lo que has leído, has leído lo que he escrito, pero te corroe la duda sobre tu capacidad de cambiar el chip y dejar de creer en lo que crees. Necesitas pruebas, resultados.

Me vas a perdonar, pero me temo que incurriré nuevamente en la repetición. Es inevitable. No sé muy bien qué palabras, qué metáforas utilizar. Cada lector es distinto.

El concepto clave es: la imaginación. No nos la han explicado como una función biológica básica, que se deriva del conocimiento adquirido en el aprendizaje, sino como una capacidad que tenemos solo los sapiens, *ma non troppo*, para irnos por los cerros de Úbeda a nuestro antojo, sabiendo que podemos controlar lo que imaginamos.

Nada más alejado de la realidad. Todos los seres vivos aprendemos a predecir, imaginar lo que va a suceder como resultado de nuestras acciones. Les atribuimos un valor, positivo o negativo, y adaptamos de manera anticipada el organismo a esa atribución, a la hora de afrontar un contexto real o imaginado, teóricamente posible, en virtud de lo aprendido, con una probabilidad variable de que suceda lo que se imagina. No esperamos a que ocurran las cosas. Si disponemos de una previsión actuamos a partir de lo previsto, lo imaginado.

La imaginación es una función continua, como la respiración, la digestión, la circulación. El agente Yo, sin embargo, no es continuo. Se apaga y se enciende. Se despierta y se duerme. Y cuando duerme, sueña con lo que el organismo imagina. Si hay que despertarlo se le despierta, con dolor o con lo que sea. Ese dolor indica que ha habido una atribución de amenaza a la integridad física, en ese momento y lugar, en la cama, con la información de los sentidos filtrada y sin que, en ese entorno físicamente seguro, haya ocurrido ningún percance.

La amenaza puede ser real o imaginada. A veces tenemos pesadillas. Al despertar, todavía con la angustia en el cuerpo, sabemos que todo era un sueño, quizá relacionado con algo vivido los días previos, pero relatado de modo absurdo, increíble. La certeza de que se trata de un sueño basta para que la angustia se disipe, pero si el contenido de la pesadilla es dolor, no somos capaces de eliminarlo, porque no sabemos que es la consecuencia del sueño. Pensamos en malas posturas, en el sueño no reparador, es decir, en correlaciones de todo tipo, alimentadas por la cultura. El sesgo de confirmación está servido.[49]

Cuando pensamos en Babia, en «modo por defecto» (*resting state*), rumiamos el pasado, presente y futuro, alimentando, sin ser conscientes de ello, el relato. Los expertos llaman a ese relato «memoria autobiográfica». Tenemos una oportunidad de acceder al relato del organismo «escuchando» ese ronroneo centrado en lo que nos aflige y, sobre todo, podemos entrar en el relato y tratar de modificarlo, con nueva información. No podemos entrar en el contenido del sueño y modificarlo, pero sí podemos cambiar lo que rumiamos estando despiertos.

Podemos desacreditar, con fundamento biológico, todo lo que nos han contado sobre esta cuestión de los síntomas no aclarados, sabiendo ahora que no se ajusta a la realidad.

Los síntomas son reales. No aceptamos, lógicamente, que «todo esté en nuestra cabeza», dando a entender que, en realidad, esos síntomas son imaginarios, falsos,

49. A. Goicoechea, *Migraña, una pesadilla cerebral*, autoedición, 2009.

psicológicos. Ahora ya sabes que todo lo que percibimos es una construcción del organismo: las campanas y las laringes no suenan.

Al no existir la evidencia de una causa patológica que explique y justifique los síntomas, un daño o una amenaza de daño que active los sensores de nocividad en ese momento y lugar (el equivalente a la vibración de la campana o las cuerdas vocales), los profesionales cuestionamos el relato: «Imaginas que oyes sonidos..., que te duele, pero todo es normal». «Eres tú».

Se señala al paciente. Se le estigmatiza como agente de su padecimiento.

Evidentemente el paciente no es culpable, sino víctima de un relato construido por la cultura experta, a espaldas de la biología, de la inteligencia natural, del aprendizaje basado en la evidencia de los sucesos reales. Son los expertos los que tienen que reconocer su responsabilidad y ayudar a las víctimas a salir del atolladero.

Es muy sencillo.

«No temas. Muévete sin miedo. No te vas a dañar. Tus tejidos necesitan la actividad para mantenerse sanos y eficientes. No están enfermos. Solo necesitas tener confianza».

Lógicamente, no tienes ese poder de dar órdenes a tu organismo. No es un mayordomo a tu servicio. Sin embargo, puedes imaginar e influir en su modo de funcionar, en esta cuestión. No puedes imaginar que no tienes un cáncer cuando lo tienes y así curarte. El subsistema inmune no decide a partir de la información verbalizada, sino a partir de un complejo procesamiento de innumerables señales moleculares internas y externas. Gracias a los expertos podemos detectar el cáncer y, en muchos casos, eliminarlo con diversas terapias. Lo ideal sería convencer al subsistema inmune que actúe con sus recursos terapéuticos y elimine todas las células cancerosas, pero no atiende a «razones».

El subsistema neuronal sí ofrece esa posibilidad. Atiende a «razones», pero también a «sinrazones». En la cuestión que nos ocupa (síntomas sin explicación médica) está actuando en virtud de errores de atribución y sesgos de confirmación, cuyo único fundamento es la autoridad de quien los genera.

El organismo ha construido un relato sobre sí mismo con baja autoestima, incluyendo al Yo agente, quien, en vez de cuidar un organismo ya de por sí supuestamente frágil y vulnerable, lo maltrata.

El organismo tiene recursos sobrados para adaptarse a un sinfín de situaciones. Los tejidos modifican su estructura y capacidad funcional para seguir vivos. Solo necesitan libertad, experiencia (juego) y confianza, con las limitaciones razonables. Es lo que se ha expropiado: la libertad, el juego, la inteligencia natural. La agencia está en manos de la información adquirida, revelada en gran parte por los expertos.

En esta cuestión de los síntomas de origen misterioso, los que están de más son los sistemas expertos. Han sometido el aprendizaje a sus modelos. Si se aplicara esa estructura a la inteligencia artificial y no cuidáramos la fiabilidad de los modelos de los expertos, sería un caos.

Lo que no tiene nuestro organismo es la capacidad cognitiva de valorar la información de los expertos. No existen los sensores de veracidad que detectan errores de atribución. La condición social de nuestra especie nos hace dependientes de la cultura. No podemos no fiarnos de nadie.

El conocimiento acumulado desde que dejamos de ser cazadores-recolectores para pasar a la agricultura-ganadería, a las grandes ciudades y civilizaciones, a las ideologías, a la dependencia de dioses que todo lo sabían, a los expertos, acabó imponiendo una relación de dependencia confiada en lo que nos cuentan quienes se dedican expresamente a conocer lo que un individuo por sí solo o en un pequeño grupo nunca podrá saber.

Los expertos condicionarán el aprendizaje, por encima de lo que el contacto directo con la realidad, la experiencia vivida, pueda aportar.

La información revelada desplazará a la desvelada por la experiencia. La fe, al conocimiento. El organismo adaptará sus acciones a lo que la cultura proponga. Actuará muchas veces como si hubiera una enfermedad, aunque no la haya. Exigirá terapias, aun cuando ninguna funcione, o bendecirá aquellas que parecen funcionar, aun cuando solo contengan agua y sacarosa. Dará por buenas explicaciones que no aclaran nada, simples etiquetas que confiesan su incapacidad para saber lo que está pasando, «enfermedades misteriosas e irreversibles», invisibles socialmente, que el padeciente deberá aceptar y acoplarse a su impacto.

Otras veces el padeciente cargará con el mochuelo, confesando traumas del pasado, que siguen pasando factura por no haberse resuelto bien.

La tecnología irá aportando datos y más datos sobre el organismo: imágenes, marcadores biológicos. El interior ya no es un espacio opaco. Los expertos conocen sus entrañas y las pueden cuantificar, objetivar: artrosis, protrusiones discales, estenosis, calcificaciones, citoquinas proinflamatorias, microbiomas... Se presentan como pruebas que justifican las quejas ante los ojos y oídos del padeciente, aun cuando hay jurisprudencia científica que les quita valor. Muchos ciudadanos asintomáticos también las presentan.[50]

---

50. W. Brinjikji et al., «The Percentage of "Abnormal" Findings on Lumbar Spine MRI and CT Images in Healthy Pain Free Subjects», *Am. J. Neuroradiol*, 2014.

Cada estado del organismo se expresa con variables biológicas que pueden identificarse. El relato es un producto biológico que se expresa con marcadores biológicos. Una enfermedad autoinmune, por ejemplo, tiene marcadores biológicos. El subsistema inmune ha generado injustificadamente un estado de atribución de peligro que ha eliminado células sanas eficientes, imprescindibles para vivir. Podemos detectar autoanticuerpos frente a componentes celulares. Nada de ello se cuestiona. Estamos ante un error de atribución. Es tan real como los autoanticuerpos. La policía ha cometido un error de identificación y ha disparado a ciudadanos inocentes. No se cuestiona la muerte de esos ciudadanos, sino la atribución errónea de peligro. Peor todavía: la sospecha se confirma por el hecho de haberse producido los disparos. No se conoce ni reconoce el error.

Diversas civilizaciones utilizaban la prueba del fuego para establecer la culpabilidad o inocencia de un sospechoso. Si se quemaba con el fuego o la quemadura supuraba se concluía que el acusado no contaba con el favor divino y, por tanto, era culpable.

¡Santo Dios!

El organismo en estado de alerta-protección injustificado desatiende e infravalora los datos de los sensores internos y externos y atiende a los que los expertos vuelcan en los medios de comunicación y las consultas.

El silencio de los sensores se interpreta como una prueba de que el mal no da la cara, como no la daban los microorganismos, hasta que el microscopio los puso delante de nuestros ojos. No eran mujeres histéricas sino enfermas de tuberculosis…

Nunca faltan palabras, términos que suenan a ciencia y convencen: sensibilización central, inflamación aséptica de bajo grado, disruptores endocrinos, dopamina, serotonina, oxitocina, endorfina. Las revistas profesionales rebosan publicaciones (*papers*) con correlaciones entre esto y lo otro (*post hoc, ergo propter hoc*), sin que asome ningún indicio de causalidad. Hay una borrachera de datos (*big data*) que impide construir buenas hipótesis.

El relato se hace eco de todo lo que le cuentan y selecciona aquello que mejor encaje en sus credos provisionales, en sus temores y deseos, previamente incorporados en el aprendizaje.

Todo ello se va organizando como relato, como un Yo que siente, cree, actúa, se emociona, y se cuenta hasta que se cansa de hacerlo, porque nadie le escucha.

La indefensión está servida. El relato no da opción de libertad. El organismo deja de motivarse para la exploración, en busca de la solución. Se resigna a la supervivencia mínima y tediosa de la comida garantizada del ratón encajonado, con el cuenco de comida insípida siempre rebosante.

Sin embargo, el Yo no es un tirano ni un inútil. Podemos y debemos cuidarlo y utilizarlo. Esa es su función. Seamos o no libres, seamos o no una ficción, está a nuestro alcance dar pasos razonables a nuestro favor, cuando el organismo anda perdido.

Podemos crear condiciones de aprendizaje supervisado, esta vez por lo que se sabe en biología, en vez de lo que se dice en la cultura de los expertos, en esta cuestión.

En muchos temas la biología y la cultura van de la mano, pero en otros existe una brecha significativa. La cual, lamentablemente, se va ampliando. Cada vez hay más padecientes «náufragos», indefensos, deprimidos, sensibilizados a todo.

Necesitamos recuperar la experiencia libre, animal, la que nos facilita datos sobre el organismo real, no el imaginado.

Necesitamos desactivar las dos falacias básicas:

«Post hoc, ergo propter hoc» (después de, luego a consecuencia de). «A mí me funciona».

«Los expertos afirman». Ninguna autoridad está exenta de estar equivocada. *«Nullius in verba»*.

Necesitamos, también, desactivar el principio de precaución: «piensa mal y acertarás»; según este principio todos los alimentos pueden ser venenosos o ser mal tolerados. Te aconsejarán que identifiques los que no te convienen con una prueba exhaustiva de intolerancias y que evites los que tienen el asterisco. Sigue una dieta estricta. Tienes que aceptar que tu organismo es un intolerante y debes adaptarte a esa condición. Negarlo no te servirá de nada.

Es la estrategia de la intolerancia e hipersensibilidad a todo, por si acaso, por precaución. El organismo se instala en esa dinámica y aparecen los síntomas de ese estado intolerante, no justificado. Se cumple la profecía, el sesgo de confirmación.

«Soy hipersensible».

No eres, estás. No es lo mismo.

Tu organismo está capacitado para vivir en libertad con una garantía razonable, pero está en un bucle de alerta-protección, enclaustrado en una caja de Skinner que suelta descargas injustificadas si intentas escapar.

¿Cómo librarse de una creencia, de una ideología, de una afiliación?

No hay que creer. Hay que saber, que no es lo mismo. Hay que saber también que se sabe, sentir la emoción de la certeza, apoyada en lo que la ciencia dice. Hay que bendecir la ciencia y maldecir lo que se dice y hace en nombre de ella, aunque no tenga nada que ver.

Probablemente lo has hecho muchas veces a lo largo de la vida porque tu organismo ha obtenido información del mundo real con el que interactuabas o porque los expertos han aportado conocimiento validado por la ciencia.

Ya hemos comentado que el interior es opaco y no da información sobre datos de sensores viscerales o musculoesqueléticos. No vemos, oímos, olemos ni degustamos ese interior. Nos limitamos a sentirlo a través de sentimientos (síntomas) positivos o negativos, que nos obligan a atenderlos y tratar de darles un significado, una causalidad, pero echamos mano de la información que los expertos han facilitado y actuamos siguiendo sus consejos. Estamos en sus manos y palabras, pero podemos escapar, aunque resulte complicado.

No estamos ante una enfermedad misteriosa e irreversible ni un estado «inflamatorio» o hipersensible consolidado e inamovible.

ESTAR EN ESTADO

Somos y estamos. A medida que cumplimos años vamos consolidando un relato. Vamos siendo, construyendo un Yo estable a base de estar en el mundo.

Venimos de la evolución del universo. Somos polvo de estrellas, como ya sabes, pero podemos encontrarnos en múltiples estados. El entorno cambia y nosotros tratamos de adaptarnos a esos cambios. ¿Hace frío?, nos abrigamos. ¿Hace calor?, nos abanicamos a la sombra, con poca ropa.

El organismo también se adapta. Cambia su estado. ¿La temperatura ha bajado? Activa la producción de calor y limita su pérdida, por ejemplo, reduciendo la circulación por la piel. ¿El termómetro marca treinta y cinco grados? Hace lo contrario: elimina calorías con la evaporación del sudor y el desplazamiento de sangre a la piel.

La disponibilidad de medios externos para librarnos

de la experiencia del frío en invierno y el calor en verano hace que los recursos del organismo para mantener la temperatura constante pierdan capacidad adaptativa y nos vuelva intolerantes a lo que nos hace sentirnos mal.

Tenemos perfecto derecho a pretender sentirnos bien, pero todo tiene sus contrapartidas. Acabamos siendo frioleros o calurosos, intolerantes a las variaciones térmicas.

La cultura nos ofrece el privilegio de mantener el bienestar subjetivo a pesar del estrés del exterior, tirando de abrigos, calefacciones, helados y aires acondicionados, pero esa estrategia facilita la dependencia de los medios externos y la intolerancia a los cambios.

El estrés es inevitable. El entorno exige adaptaciones, utilización de recursos extra del organismo para afrontar escenarios que podrían crearnos un problema si no los activamos.

La estrategia de afrontamiento puede variar: evitar el escenario (huir); plantarle cara y tratar de resolverlo (luchar); pedir ayuda al grupo; aceptar la condición y padecerla porque no sabemos lo que sucede o supera la capacidad individual y grupal de resolución.

Los padecientes de «síntomas sin explicación médica» están vendidos. No saben qué hacer después de peregrinar por todo tipo de consultas.

«Es psicológico». «Tu dolor es imaginario».

«Padeces una enfermedad misteriosa e irreversible».

«Lo tuyo ya es crónico».

«Ya no sé qué hacer contigo».

«Tienes que aceptar tu condición».

«No entiendo cómo te puede doler tanto».

Evidentemente, la mejor estrategia es la de plantar cara al problema; coger las riendas y hacer lo que procede, pero hay que orientar al padeciente. Necesita saber dónde está el problema.

Ante la evidencia de ausencia de daño, el problema está, en mi opinión, en el relato. Hay que analizarlo, conocer cómo se ha gestado. Hay que saber algo sobre la conciencia: reconocer que ignoramos cómo surge, pero sabemos que es algo que el organismo genera, a partir de la información disponible por experiencia y complementada o suplantada por la que facilitan los expertos.

Los síntomas indican que el organismo ha fluctuado a un estado de alerta-protección o ahorro de energía. Hay que saber si esa transición está justificada o es producto de una predicción alarmista errónea.

Si los síntomas se han cronificado es porque se ha formado un bucle de retroalimentación positiva, un sesgo de confirmación o profecía autocumplida, un estado de indefensión aprendida. Las visitas a los profesionales añadirán más leña al fuego, si corresponden al esquema dualista de «no tienes nada físico, luego es psicológico».

Puede que la propuesta sea la de una enfermedad misteriosa y los profesionales aporten comprensión y apoyo multidisciplinar, pero esa propuesta cierra el bucle y lo cronifica.

La propuesta del error de atribución, por parte del sistema neuroinmune, sitúa el problema en el aprendizaje, en la adquisición de información apoyada por la experiencia, pero con la distorsión de la información que los expertos han revelado.

El organismo actúa sin piedad fluctuando a estados defensivos cuando la información disponible tiene suficiente peso para hacerlo.

Se sobrevalora el papel de la genética, de los traumas del pasado, de la dieta, del mal dormir y del escaso ejercicio, y se infravalora el de la información.

Indudablemente hay hábitos más saludables que otros y todo está relacionado con todo. El organismo es un sistema complejo. El todo es algo más complejo que la suma de las partes y un cambio en uno de los componentes puede repercutir sobre el todo de modo impredecible. Cierto, pero no debemos potenciar esas dinámicas, sino la contraria. Las partes de ese todo tienen sus limitaciones. Pueden generar problemas a medio y largo plazo, pero no debieran hacerlo a corto plazo. Una dieta poco saludable puede explicar por qué hemos padecido un infarto al cabo de los años, pero no por qué sentimos dolor en el pecho cuando todo es normal. Una dieta saludable a corto plazo es aquella que no contiene gérmenes o toxinas.

El organismo es un sistema complejo que se autoorganiza y adapta, extrayendo y gestionando la información que adquiere interactuando con el entorno. Cuando hace una transición innecesaria a un estado de alerta-protección, no es porque se haya desprogramado o sus circuitos estén hipersensibles, como consecuencia de sucesos del pasado o rasgos de personalidad facilitadores. La caja negra no se desprograma así como así. La red neuronal tiene una asombrosa capacidad de mantener la función a pesar de las lesiones. Tampoco tenemos la posibilidad de reprogramarla a nuestro antojo con ejercicios, dietas, relajaciones, meditaciones y demás. Todas esas intervenciones contarán con una atribución de beneficio, perjuicio o indiferencia. Si cuentan con la aprobación del sistema, el padeciente sentirá alivio. Los patrones de conectividad, lógicamente, serán distintos, no por una acción externa que reprograma, sino porque cualquier cambio en el proceso de atribución induce un cambio de conectividad, parámetros biológicos o neuroimagen.

Recuerda el baile de la paloma de Skinner. Seguramente está convencida de que es ese baile el que le da de comer. Cualquier actividad («terapia») que se siga de un alivio será considerada como eficiente.

NADA SE GENERA ESPONTÁNEAMENTE

Las criaturas como los piojos, las garrapatas, las pulgas y los gusanos son nuestros miserables huéspedes y vecinos, pero nacen de nuestras entrañas y excrementos. Porque si colocamos ropa interior llena de sudor con trigo en un recipiente de boca ancha, al cabo de veintiún días el olor cambia, y el fermento, surgiendo de la ropa interior y penetrando a través de las cáscaras de trigo, cambia el trigo en ratones. Pero lo que es más notable aún es que se forman ratones de ambos sexos y que estos se pueden cruzar con ratones que hayan nacido de manera normal… pero lo que es verdaderamente increíble es que los ratones que han surgido del trigo y la ropa íntima sudada no son pequeñitos, ni deformes ni defectuosos, sino que son adultos perfectos…

JAN BAPTISTA VAN HELMONT (1667)

Grandes pensadores de nuestra especie, en vez de reconocer la ignorancia de la época, proponían hipótesis descabelladas, apoyándose en la evidencia visual, en el «Yo solo sé que…».

Los seres vivos no podemos evitar atribuir a algo lo que sucede. La inteligencia natural no descansa buscando ese algo causal. Los sentidos nos ayudan, pero debemos distinguir con claridad los datos sensoriales internos y externos de lo que aparece en la conciencia: los síntomas. Si consideramos que el dolor o cualquier otro síntoma es un dato sensorial recorreremos caminos equivocados y acabaremos encerrados en un bucle (atractor), una especie de agujero negro del que no conseguimos salir, rumiando el peso de nuestra evidencia («Yo solo sé que me duele»).

Es la evidencia visual del público de un espectáculo de magia: «Yo solo sé que de una chistera salió una paloma…».

Los síntomas también aparecen en la conciencia, en el relato, como por arte de magia, por generación espontánea o por algo que se nos escapa. Son «primarios», «idiopáticos», «endógenos», en la jerga de los expertos, de naturaleza misteriosa. Sea lo que sea lo que los genera, es inaccesible a nuestros sentidos, incomprensible a nuestro conocimiento.

Ahora sabemos de dónde salen los ratones, los piojos,

las garrapatas y demás huéspedes miserables. No surgen espontáneamente, sino de procesos biológicos bien establecidos. Para que un trozo de carne se pudra en un recipiente y surjan de allí seres vivos es obligado que el recipiente tenga una boca abierta que permita el acceso de moscas y demás huéspedes para depositar sus huevos.

Todos los seres vivos surgen de otros seres vivos, salvo LUCA, que lo hizo a partir de la materia por procesos de interacción compleja de átomos en el interior de un espacio exclusivo delimitado por una membrana, que permitía intercambiar materia, energía e información con el exterior. Esos procesos van conociéndose en parte y los científicos trabajan sobre hipótesis plausibles.

Sabemos también que el mago sabe por qué y cómo sale una paloma de su chistera… y por qué el espectador no puede evitar ser ciego a pesar de tener los ojos bien abiertos.

Sabemos que no sabemos gran cosa sobre la conciencia, pero nos empeñamos en defender todo tipo de explicaciones que se proponen como causas cuando son simples correlaciones entre lo que observamos (fenomenología). Somos espectadores que se empeñan en dar una explicación, cada uno la suya, a un truco de magia.

Sabemos que el sistema neuroinmune es el que extrae y procesa la información que ofrece el interactuar con el entorno. En función de esa información actúa sin pedir permiso. La percepción, la cognición y la acción están integradas. Lo que sentimos y hacemos contiene implícitamente una atribución, un significado, un conocimiento, veraz o falso.

Sabemos que en nuestra especie (sapiens, *ma non troppo*), la acumulación de conocimiento permite disponer de más información sobre lo que existe dentro y fuera del organismo, y las consecuencias positivas y negativas que pueden producirse por el simple e inevitable hecho de vivir.

Sabemos que un porcentaje creciente de los sapiens malviven mortificados e invalidados por alguna condición que los profesionales no detectan ni resuelven e, incluso, niegan.

Sabemos que lo que percibimos es el relato hecho conciencia, que las campanas y laringes no suenan. Se limitan a vibrar.

Sabemos que el sistema neuroinmune tiene que categorizar el exterior y el interior desde el principio de precaución («piensa mal y acertarás-sobrevivirás»).

Sabemos que ese sistema neuroinmune comete errores, por ver peligro donde y cuando no lo hay o no verlo cuando ese algo peligroso está alterando la integridad física de tejidos sanos y eficientes.

Sabemos que la medicina ha sobreactuado a lo largo

de su historia ignorando su ignorancia y dejándose llevar de su arrogancia.

Sabemos que, desde disciplinas ajenas a la medicina, pero integradas en la ciencia, se proponen nuevos marcos teóricos, centrados en la inteligencia, natural y artificial, que podrían aportar luz al tremendo problema del sufrimiento injustificado.

Sabemos que las creencias y expectativas condicionan poderosamente lo que el organismo hace.

Sabemos que la inteligencia artificial generativa tiene peligro si utiliza la estrategia de los sistemas expertos y, en su afán de saber, da por buena cualquier correlación como causa.

Sabemos que, si analizamos esas creencias y las evaluamos a la luz de la biología, muchas de ellas no se sostienen.

Sabemos que lo que saben (creen) los padecientes lo han aprendido de los expertos.

Sabemos que no existe la generación espontánea. La caja negra no está vacía ni es hiperexcitable.

Sabemos que un dolor «primario» no aparece porque sí o por la suma de múltiples factores de todo tipo, sino porque, en ese momento y lugar, el organismo ha fluctuado a un estado de alerta-protección injustificado, erróneo, pero mortificador.

Sabemos que si explicamos todas estas cuestiones básicas sobre biología muchos padecientes recuperarán la sensación de vivir con normalidad.

Sabemos que no es eso lo que se está haciendo, sino justo lo contrario: promocionar la hipervigilancia, la sensibilización e intolerancia a todo, la retroalimentación positiva en espiral, el miedo, la angustia, la desmotivación a explorar, por miedo al sufrimiento y el fracaso reiterado.

EL YO, ESPECTADOR INGENUO Y DESCONCERTADO

Para explicar la generación misteriosa de los síntomas se echa mano de las evidencias subjetivas de los datos vividos por los padecientes y la de los marcadores moleculares, neurofisiológicos y de neuroimagen que aportan los investigadores. Todos ellos no dejan de ser correlaciones, pero se presentan como evidencias causales.

Hay correlación de los síntomas con los genes, con los estados de ánimo, con el estrés mal gestionado, con lo que se come, con lo que se piensa, con lo que se duerme, con lo que se hace o no se hace, con la personalidad, pero no se explica, porque no hay manera de hacerlo, por qué todas esas correlaciones generan y justifican el estado de alerta-protección, como si, cada vez que aparece el dolor, los tejidos estuvieran expuestos a una amenaza de muerte, en ese momento y lugar.

Los magos saben que el espectador más incauto es el que está más atento para ver si pilla el truco. Utiliza ese estado hipervigilante para desviar la atención al lado oscuro, mientras él coloca la paloma en la chistera. El fracaso en dar con el truco alimentará en espiral la hipervigilancia y la buena salud del engaño. El espectador se volverá hipersensible a cualquier variable del espectáculo y se alejará cada vez más de la solución. Entrará en la dinámica de la parálisis por análisis. Un espectador aburrido tiene más probabilidad de ver el proceso real.

El mago sabe bien por qué cuela lo de la chistera mágica, pero no lo confiesa. Tiene conocimiento explícito, declarable, de la causa, pero se calla como un muerto. Ocultar el truco es consustancial a la condición de mago.

Los espectadores se asocian y aportan sus sospechas, cada uno con su sesgo. Todo puede influir. Surgen modelos, propuestas: lo biopsicosocial, la sensibilización central, la cronificación, los estados hipersensibles (hipervigilantes).

El mago contempla complaciente el espectáculo de las pesquisas de los espectadores. Sabe que su truco seguirá operativo. Las nuevas tecnologías aportarán nuevos granitos de arena al espectáculo.

Algunos sospecharán del mago y propondrán la hipótesis del engaño: «El cerebro (mago) os engaña. Juega con vosotros escenificando sus trucos, haciendo que veáis lo que no está o no veáis lo que está delante de vuestras narices».

El cerebro no es un personaje siniestro que habita en la cabeza y se divierte gastando bromas de mal gusto al pobre Yo. Es un componente más del sistema, otro espectador indefenso, en manos de lo que cree por su condición social. Centraliza la información recibida por muchas fuentes sensoriales y de sistemas expertos y gestiona la actividad de todo el organismo, en función de lo que evalúa en su caja negra. Esa evaluación se hace conciencia sin que sepamos cómo y en ella vivimos (sentimos, pensamos, sufrimos, actuamos).

Hay que dejar de interesarse por descubrir el truco del mago. Hay que limitarse a saber que lo que vemos es una consecuencia de un truco y no de lo que sucede en el contexto reducido de la chistera. Hay que aburrirse y dejar de asistir a espectáculos de magia.

¿HACER O DESHACER? ESA ES LA CUESTIÓN. EL SÍNDROME DE DIÓGENES

Los padecientes pedimos ayuda, consejo. «¿Qué hago?».
La respuesta en este caso sería: nada.

No hay que hacer, sino deshacer. Con la casa llena de cachivaches que la hacen inhabitable, no hay que comprar más objetos, sino desprenderse de la mayoría.

Hay que aligerar el equipaje. Quedarse con lo justo y necesario y soltar lastre.

Hay personas solitarias, ancianas por lo general, que se recluyen en su casa y acumulan basuras. Incomprensiblemente se describe esta situación como el síndrome de Diógenes.

En realidad, Diógenes de Sinope, el Cínico o el Perro, ni siquiera tenía casa y caminaba sin cesar, apoyado en un báculo, acompañado de su perro y envuelto en una manta. Defendía la autonomía personal y la necesidad de despojarse de prácticamente todos los supuestos bienes materiales y honoríficos, para proteger los morales. Recuperar la naturalidad frente al convencionalismo: la animalidad sapiens, *ma non troppo*, que, nos guste o no nos guste, nos acompañará siempre, liberada de todo lo que la cultura desquiciada del consumo nos ha aportado.

El organismo acumula en su caja negra todo tipo de cachivaches culturales que debieran eliminarse por no aportar conocimiento, sino ignorancia, indefensión, dependencia y soledad. No podemos saber lo que es cierto o falso y, por si acaso, lo retenemos.

No todo puede ser cierto y falso a la vez. Muchas veces seguimos creyendo en todo, por si acaso. Probamos todos los credos, con sus propuestas de diagnósticos y terapias, por si funcionan, convirtiendo el hogar del organismo en una acumulación improductiva de datos.

Vendría bien un servicio de limpieza que dejara lo justo y eliminara lo que no es más que basura, pero no tenemos claro qué es cierto y qué no lo es.

Las creencias y expectativas, los miedos, nos atenazan cuando no se ajustan a la realidad o, peor aún, cuando son invisibles, fantasmagóricos, y corresponden a supuestas enfermedades misteriosas que no pueden detectarse ni neutralizarse a la luz de la ciencia actual. Seguimos consumiendo fármacos, aun cuando no nos aporten nada. Tenemos miedo a no hacer algo y seguimos sin deshacer nada.

El listado de buenos consejos no deja de crecer y acumularse en la caja negra. De allí surgen por generación «espontánea» los síntomas, como los ratones de la ropa sucia con unos granos de trigo o la paloma de la chistera del mago.

En la cuestión que nos ocupa: la experiencia de malvivir en un organismo que se presume normal o aquejado de una supuesta degeneración de sus tejidos o de una enfermedad misteriosa irreversible, una vez descartada una patología que justifica la fluctuación a un estado de alerta-protección, lo que procede es deshacer. ¿El qué? ¿Cómo? ¿Por qué? ¿Sin incertidumbre?

Vayamos por partes.

El qué

Por sentido común, los padecientes, mortificados e invalidados por los síntomas y desesperados después de haberlo probado todo inútilmente, esperan recibir algo nuevo, milagroso, pero solo reciben, desde esta propuesta, palabras.

Acostumbrados a las terapias, no acaban de comprender y aceptar que todo quede reducido a un discurso. ¿La explicación y el remedio está en el relato? Suena raro y cuesta creerlo, pero estamos ante la función biológica más importante: la atribución de valor a lo que hacemos.

Reconstruyendo el relato, como si se tratara de desvelar la autoría de un delito, podemos comprender cómo se ha llegado a esa situación.

Podemos y debemos ayudar al organismo, a su subsistema nervioso, dotarle de más inteligencia: sensorial, emocional, cognitiva, atencional, conductual y social. Lo fundamental es sanear el conocimiento. Aprovechar el aporte de la cultura. Seleccionar lo que nos ayuda a conocer la realidad exterior e interior y celebrar la oportunidad de bienvivir por la garantía que nos da la pertenencia a una especie que acumula mucha sabiduría.

Las campanas no suenan. Vibran.

Los tejidos no duelen. Pueden estar dañados o en peligro.

Dolor no siempre implica daño. No dolor no siempre implica no daño.

La medicina nos protege muchas veces cuando el organismo no puede hacerlo por sí mismo. Sin embargo, puede complicarnos la experiencia de vivir cuando el organismo está razonablemente sano, pero el sistema neuroinmune se empeña en gestionarlo como si estuviera enfermo, es decir, con poca inteligencia.

Los hábitos de vida saludable son recomendables

como estrategias a largo plazo (recompensa retardada), pero no explican ni justifican estados de alerta-protección de cada momento y lugar.

La disponibilidad de muchos datos considerados como relevantes potencia todo tipo de correlaciones que se valorarán erróneamente como causas. La inteligencia artificial dinamizará más aún el error si incorpora sistemas expertos en el procesamiento de los datos.

Un síntoma no se limita a pasar datos sensoriales directamente a la conciencia, sino que contiene siempre más ingredientes: un foco atencional; un impacto emocional, vivido; una interpretación; una motivación a actuar; una conducta; una valoración de la conducta; una lectura social.

Si siento frío, ese sentimiento integra no solo un dato de los sensores térmicos, sino también una atribución de relevancia («voy a coger frío»), una atención preferente a esa percepción de frío, una motivación a una conducta de evitación, de volver a casa a por una prenda de abrigo, una valoración de lo que hayamos decidido hacer, el relato en sociedad («tuve que volver a casa a por un jersey». «Tengo catarro. Cogí frío»).

Todo ese proceso se puede sanear, modificando lo que pensamos-creemos desde la interpretación cultural, adaptándolo a lo que sucede o podría suceder en el organismo cuando la temperatura ha bajado.

Podemos dejar de prestar atención a la sensación de frío y centrarnos en lo que debiera interesarnos.

Podemos no volver a casa a por un jersey y continuar con la agenda.

Podemos contar(nos) lo sucedido, desde esa nueva estrategia.

Podemos entrenar el organismo a tolerar temperaturas «bajas» (resiliencia).

Vivir es jugar, experimentar para adquirir conocimiento y habilidades. Afortunadamente los sapiens, *ma non troppo*, disponemos de un plus de conocimiento facilitado por la cultura. Podemos beneficiarnos de él, pero también debemos separar el grano de la paja y descalificar, a veces, desde la biología lo que se nos presenta desde la medicina.

Muchos padecientes no entienden cómo no han oído nunca todo lo que han aprendido con este enfoque. Han visitado innumerables consultas y lo que les contamos siempre les resulta novedoso y contrario a lo que les han contado. El relato en el que has malvivido es otro.

Recuerda: *«Nullius in verba»*.

Deja de lado la autoridad de quien escribe el guion de la película y céntrate en el contenido. Escucha otra versión. Intenta ver su sentido biológico. Piensa como un animal más, con sentido común a todos los animales. En esta cuestión te irá mejor si lo haces.

Tienes que centrar la atención en lo que merece la pena y no dispersarla en todo tipo de propuestas, muchas veces contradictorias.

El cómo

No esperes que te dé ninguna fórmula mágica. No la tengo. La caja negra no da explicaciones, se limita a proponer aquellas conductas que están memorizadas y validadas en el relato. Si no se hace nada por modificarlas, seguirán apareciendo. Se han automatizado y normalizado.

Piensa en cualquier proceso de aprendizaje. Previsiblemente no has tenido ningún problema para aprender el idioma del entorno en el que te has criado. Bastó con estar ahí y recibir esas miniondulaciones del aire; tu caja negra hizo el resto para convertirlas en sonidos con significado. Vivimos en ese mundo construido. No pensamos y actuamos basándonos en vibraciones, sino en sonidos, en el relato. Esos sonidos nos ayudan a estar en el mundo de modo coherente con la realidad.

Lo mismo sucede con la realidad biológica: los tejidos se exponen a amenazas. Los sensores internos y externos detectan estímulos de energía mecánica, térmica, química, potencialmente nocivos, y sobre esos datos el organismo va construyendo el mundo de los síntomas, el equivalente a los sonidos. La incertidumbre nos acompaña y el sistema neuroinmune tiene que lidiar con ella, activando recursos de alerta-protección cuando la información (el relato) genera una transición a un estado de amenaza, con más o menos probabilidad de acierto. En unos casos, la información revelada por los expertos nos ayuda. En otros nos confunde y atribuye amenaza a acciones inofensivas. La experiencia no basta. Pueden tener más fuerza las expectativas y creencias.

Cada estado se expresa en la conciencia, en el Yo sintiente, con «síntomas». Estos no describen la situación real del interior, se limitan a contar la transición al estado específico. Si nos sentimos cansados, podemos concluir que el organismo está en modo «ahorro de energía», aun cuando no hayamos hecho ningún esfuerzo. Si sentimos dolor, el organismo está en modo alerta-protección, aun en ausencia de amenaza.

Partiendo de esa conclusión siempre acertaremos. Queda por saber si la transición está justificada. Hacemos nuestras conjeturas, pero son los expertos los que tienen que dictaminar si el organismo, el sistema neuroinmune, evalúa correctamente las condiciones reales de amenaza en un escenario.

No es fácil cambiar creencias y expectativas cuando están vinculadas a algo valioso. En el caso que nos ocupa, el valor es la supervivencia física (individual y de especie) y la afiliación social. Somos una especie social y necesitamos el calor y bendición de algún grupo. Recuerda: el principio de precaución, la intolerancia a todo.

Cada cultura contiene una normativa, un relato sobre el bien y el mal, para el individuo y para el grupo. Es probable que la caja negra se conforme de acuerdo con esa normativa. Si todo va bien, viviremos sin sobresaltos. Si la cosa se tuerce, la caja negra seleccionará alguna correlación como causa, a veces con acierto y otras sin él.

No sucede nada si se reconoce el error y se enmienda. El aprendizaje va de eso: de equivocarse, pero hay que detectar y reconocer el error.

Tendemos a analizar los componentes de un sistema biológico como si fuera un objeto, por ejemplo, un reloj o un coche. Buscamos la pieza defectuosa, el fallo puntual.

El organismo no siempre es analizable así. Los sistemas complejos no siempre se perturban por algo detectable y corregible. Todos los componentes están estrechamente vinculados bidireccionalmente y una vez descartada una causa concreta, una infección, un traumatismo, una quemadura o congelación, falta de oxígeno..., debemos **analizar y modificar el relato**. Apoyándonos en esa nueva convicción, de que todo está en orden y debemos recuperar la actividad normal (entre otras razones, porque los tejidos la necesitan), intentaremos evitar la **atención al interior**, a una posible condición patológica y nos centraremos en lo que queremos hacer. Podemos recurrir a técnicas psicológicas atencionales, pero en muchos casos no es necesario. En cada caso se juzgará si el apoyo psicológico está indicado.

Podemos modificar la conducta. **Evitar hacer lo que figura en el guion del relato y hacer justo lo contrario**. Tal vez no resulte fácil, pero hay que intentarlo, gradualmente, sin agobios, con tranquilidad.

Nadie quiere sufrir: sentir dolor, picor, mareo, cansancio, insomnio, falta de concentración, olvidos. La cultura nos ofrece supuestos antídotos: analgésicos, energizantes, antitusivos, hipnóticos y otros. Todo puede aliviarse, dicen, pero no es tan simple.

Tendemos a pensar en el corto plazo, en el presente, descuidando el pasado y el futuro. Optamos por la recompensa a corto plazo y descuidamos la recompensa retardada. Recurrimos a los remedios que la cultura de los expertos ofrece en el relato para sentirnos bien, ¡ya!

Podemos, también, recurrir a la imaginación guiada, meditando: vivir la ficción de que hemos alejado las brumas de lo previo y posterior y nos centramos en sentir ese instante aséptico del aquí y ahora, dedicándonos exclusivamente a la respiración diafragmática. Está a nuestro alcance. Para eso está la atención: para enfocar un componente aislado del Yo, y evitar así la mortificación del ronroneo mental rumiado que nos desvía a cuestiones atascadas de mal pronóstico.

Si limitamos el afrontamiento a una cuestión atencional, descuidando el componente cognitivo, estaremos obligados a repetir esa conducta de relajación, necesaria para eliminar la atención al síntoma. Podemos descansar por un momento física y cognitivamente cuando nos venga en gana. No hay nada malo en ello, pero el pasado y el futuro seguirán estando ahí, alimentando el relato tóxico, reforzando la idea de algo patológico oculto y misterioso que necesita de esas prácticas de alivio.

Los estados de alerta-protección, preparación para la lucha-huida, ahorro de energía, promueven una conducta coherente. El organismo adapta sus parámetros (respiración, frecuencia cardíaca, tensión arterial, liberación de glucosa, redistribución de sangre, programas motores) a la atribución de ese momento en un escenario concreto. No podemos modificar esas variables a nuestro antojo, pero sí disponemos de una herramienta poderosa: la imaginación apoyada en la evidencia de que la situación real no es la que el organismo contempla. Tenemos esa oportunidad y debemos aprovecharla, con o sin la ayuda de prácticas meditativas.

Podemos relajarnos cognitivamente, atencionalmente, emocionalmente, conductualmente, socialmente, desde la imaginación, convencidos de que la realidad actual o futura no es lo que parece.

Podemos desintoxicar el relato, pero para ello debemos estar convencidos de que el problema reside en la película que el organismo ha construido.

No se trata de reprogramar un cerebro alterado, hipersensible, con ejercicios diseñados para modificar la conectividad de los circuitos. No tenemos esa capacidad. El cerebro no es un ordenador. Se trata de aportar inteligencia al sistema y quitar miedo irracional, con argumentos, complementados con actividad, individual o colectivamente. «Educación en biología de la actividad» se podría titular la propuesta..

Hay que tirarse a la piscina desde la convicción de flotabilidad y vencer, en el agua, la reacción fóbica que refuerza la creencia de una condición patológica que impide la acción, una vez que los expertos han descartado la existencia de algo que aumenta el peso específico.

EL MIEDO A LO DESCONOCIDO. FOBIAS

Los seres vivos estamos sometidos a cargas físicas (térmicas, mecánicas, químicas y biológicas) y psicológicas que pueden generar daño y sufrimiento.

La vida aprieta y a veces incluso ahoga. En el caso que nos ocupa, los síntomas por atribución errónea de amenaza, lo único que aprieta es el relato, lo que el organismo teme que suceda aun cuando no haya nada en ese momento y lugar que presione (estrese) los tejidos.

Es la estructura de la fobia, esto es, se teme que suceda algo tremendo: es teóricamente posible, por ejemplo, que el avión se precipite al mar, pero altamente improbable. La posibilidad impone su ley sobre la probabilidad y nos impide entrar en el avión. El dolor nos impide movernos, aun cuando los tejidos no corren peligro si lo hacemos. Necesitamos coger el avión y movernos, pero la estructura fóbica lo impide.

En ambos casos, el estrés aparece por el agobio de lo imaginado, no por lo que está sucediendo, es decir, nada, salvo el entrar en pánico, sin motivo real, físico (partículas, átomos, células y demás).

La consulta al profesional ha eliminado la sospecha de daño, pero el dolor sigue ahí, torturando al padeciente. No es algo teóricamente posible pero improbable, sino todo lo contrario. Aparece a diario, con toda seguridad. Es real, predecible. El temor está justificado.

El avión ha superado los controles de seguridad. Está todo en orden, pero el estrés del pánico está ahí.

A estas alturas del libro ya sabrás cuál es la diferencia entre la fobia al avión y a moverte.

Estar en el avión es insufrible para quien se muere de miedo injustificado, pero sabe muy bien que ese padecimiento está producido por un temor irracional. Reconoce su responsabilidad como agente que se asusta: «Me da miedo el avión, aunque sea el medio de transporte más seguro, pero eso de estar en el aire… no puedo con ello».

El padeciente fóbico tendría que disipar el miedo, pero opta por evitar el avión, el escenario, o sufrir durante el viaje si no puede evitarlo. La víctima de la fobia reconoce su agencia: «No es el avión, soy Yo». Ve a los demás pasajeros tan tranquilos, pero él no puede evitar sentir pánico.

Cuando es el organismo el que hace una transición al estado de alerta-protección injustificado, el padeciente no es el agente, sino la víctima.

Imagina que durante el vuelo se difundieran mensajes alarmantes por parte del comandante: «Puede que nos precipitemos al mar en cualquier momento. Pónganse los chalecos salvavidas». Padecerías un ataque de pánico más que justificado que solo se controlaría al aterrizar. En este caso no eres tú ni el avión, sino la atribución injustificada de peligro por parte del comandante, por los motivos que sean.

Hay algo más: se forma un bucle-sesgo de confirmación-profecía autocumplida: el pánico alimenta la credibilidad del suceso. Cuando, finalmente no ha sucedido nada, queda la reflexión de que ha estado a punto de pasar… esta vez. No hay un comunicado final: «Disculpen las molestias del viaje. No había peligro real, pero el comandante se ha puesto nervioso y no ha podido evitar el miedo a la catástrofe, aun cuando todo estaba en orden». El miedo a coger un avión queda reforzado por la experiencia de cada vuelo, si no nos aclaran lo sucedido.

El organismo se cuenta a sí mismo, desde lo que conoce y desconoce. Se deja llevar por su relato, construido a lo largo de los años, adquiriendo información sobre lo que sucedió o pudiera suceder, según la experiencia vivida y, en nuestra especie, sapiens, *ma non troppo*, también revelada por los expertos y validada ingenuamente por los padecientes. No tenemos en el cerebro un centro de verificación de la verdad respecto a lo que cuentan los expertos.

Los síntomas aparecen en la conciencia porque el relato supera un umbral de temor: triunfa la posibilidad sobre la probabilidad. No hay comunicados ni excusas: solo dolor, con todo su cortejo psicológico, emocional, atencional, conductual y social.

El organismo no sabe ni contesta en este caso. Está tan confundido como el padeciente. Está en el mismo bucle.

El sistema de seguridad ha hecho que salte la alarma, aun cuando no haya en ese momento y lugar ninguna evidencia de amenaza real. Es un sofisticado sistema gobernado por un programa avanzado de inteligencia artificial generativa, alimentado por «expertos».

La irrupción de la inteligencia artificial ha hecho saltar todas las alarmas. Puede que en el futuro las máquinas nos gobiernen y se rebelen, hasta quitarnos la agencia, el poder de decisión.

La cultura de expertos es una compleja trama de inteligencia artificial que coloniza las redes neuronales de la inteligencia natural y condiciona el prolongado periodo de aprendizaje de la infancia y adolescencia, dependiente de cuidadores que no dejan de contarnos historias absurdas y meternos el miedo en el cuerpo, por nuestro bien.

Desde el principio de precaución se prioriza el mundo de lo teóricamente posible, aunque sea altamente improbable. Todo puede ser malo para la salud y debe someterse a todo tipo de restricciones y correcciones (hábitos y terapias).

El organismo se desarrolla, así, en un contexto de sensibilización, fragilidad e incertidumbre, que impone su ley gracias al garantismo. Se permite el lujo de privarse de libertad para explorar (jugar) en el entorno porque dispone de sustento, cobijo y amparo social. Pierde la agencia biológica. La inteligencia artificial la ha requisado.

Hay un término que define esta situación: **iatrogenia**, un efecto negativo para la salud, derivado de la actividad médica.

Ese efecto negativo no se limita a los efectos secundarios que, a veces, acompañan a la práctica médica (fármacos, intervenciones, exploraciones), sino que incluye (o debiera incluir) los efectos negativos de la información, es decir, el denominado **efecto nocebo**.

Los seres vivos aborrecemos la incertidumbre. Preferimos cualquier cosa antes que andar a oscuras por la vida temiendo que, en cualquier momento, algo nos cree problemas. Mejor lo malo conocido que lo bueno por conocer o un pájaro en mano que ciento volando. Preferible estar en la jaula con comida garantizada que escapar y ganarse el sustento con lo que se pille.

La cultura nos ayuda a reducir la incertidumbre en muchas cuestiones. Los expertos identifican los problemas y proponen soluciones. Nos indican el buen camino de lo saludable, pero no es fácil gestionar sus consejos en la vida real.

Cuando los síntomas aparecen sin que las pesquisas de los expertos den en el clavo de lo que está sucediendo, la incertidumbre campa a sus anchas.

«Padeces una enfermedad misteriosa e irreversible. No hagas caso de lo que te digan por ahí. Hay mucho cantamañanas, mucha pseudociencia. Haznos caso a nosotros, a la ciencia». Es un buen consejo para muchos temas, pero no para todos.

La incertidumbre no se elimina con la certeza de que lo que genera los síntomas es algo incierto, misterioso e inmanejable. Esa proclama fortalece y cronifica el problema, haciéndolo cada vez más irresoluble.

La incertidumbre se normaliza cuando se aporta información veraz sobre lo que está sucediendo.

El avión es razonablemente seguro, según los controles, pero el comandante ha entrado en pánico. El organismo está en orden, pero el sistema neuroinmune ha hecho una transición injustificada a un estado de alerta-protección, promovido por su inteligencia artificial generativa.

Lógicamente hay una correlación entre dolor y estrés, pero no una causalidad. Ambos son consecuencia lógica del error de atribución no detectado ni corregido y expuesto al sesgo de confirmación.

INTELIGENCIA Y ESTRÉS

Decía el filósofo Immanuel Kant que se mide la inteligencia del individuo por la cantidad de incertidumbre que es capaz de soportar.

La realidad incluye una dosis variable de incertidumbre y la inteligencia consiste en lidiar con ella. Alguien inteligente es aquel que resuelve los problemas que genera la incertidumbre. A veces ignorándolos cuando son irresolubles y otras, analizándolos y dando con la clave de lo que pueda disolverlos.

La incertidumbre estresa: nos saca del modo automático controlado, de la zona de seguridad y confianza, y nos obliga a prestar atención a algo que ha aparecido en nuestro camino y que genera incertidumbre.

Ese algo desconocido que irrumpe en el relato puede ser un síntoma que plantea al padeciente la incertidumbre de lo que pueda estar sucediendo en el interior del organismo.

Nos hacemos las cábalas que podemos, en virtud de nuestro conocimiento, y esperamos que todo vuelva a sus cauces. El problema surge cuando no sabemos qué pensar ni hacer al respecto, después de que lo que hemos pensado y decidido no ha funcionado.

Puede que los expertos nos ayuden: identifican el problema y lo resuelven; la incertidumbre desaparece; el estrés, el estado de alerta, se apaga y volvemos al modo todo en orden. Tomamos nota y aprendemos.

La dificultad aparece cuando los expertos no identifican el problema ni ofrecen una solución. Todo empeora: los síntomas, la incertidumbre y, lógicamente, el estrés, la persistencia del estado de alerta, la hipervigilancia.

Si la situación persiste, a pesar de las terapias de alivio, aparecen la indefensión, el desánimo, el catastrofismo.

Los expertos sugerirán que tu organismo está bien y que «eres tú»: estás estresado y bajo de moral, atiborrado de negatividad y negacionismo.

Tus certezas son que sientes dolor, que estás estresado y desanimado y que te pasas el día rumiando la situación. El profesional se interesa, a falta de explicaciones «físicas», por el estrés; el padeciente confiesa que, en efecto, se siente estresado y el experto confirmará la sospecha: «Estás estresado. Por eso te duele».

El efecto se convierte, por arte de magia, en la causa.

La hipervigilancia se aplica a todo, ya que todo puede ser. La necesidad de dar con alguna supuesta causa hace que abracemos cualquier explicación facilitada por los expertos y que coincida con lo que damos por válido en nuestro bagaje de conocimiento.

Una propuesta que tiene éxito es la de imputar al pasado, a traumas físicos o psicológicos, emociones reprimidas o mal gestionadas.

La falacia del *post (cum) hoc, ergo propter hoc* (después o con algo, luego causado por ese algo) ofrece su lógica de primeros auxilios.

Puede ser una infección, un accidente, una intervención quirúrgica, un despido laboral, una pérdida afectiva o económica. El caso es que podamos etiquetar el presente y el futuro como algo que ha dejado una huella en el organismo y que condiciona negativamente todo lo que hacemos a partir de aquello que no debió suceder, pero sucedió y ya no tiene remedio si fue algo físico, aunque pudiera tenerlo si ese algo fue psicoemocional.

Etiquetar el presente como algo **post** elimina la incertidumbre del origen y la del pronóstico (si la causa fue física). Solo cabe aceptarlo y sobrellevarlo con la ayuda de expertos y allegados. Es una certeza poco gratificante, pero no hay otra cosa que se pueda y deba hacer.

No siempre el diagnóstico es correcto. No siempre lo que precedió a algo lo explica, por la simple circunstancia de haberlo precedido.

Un dolor de cabeza persistente a raíz de un traumatismo será etiquetado como algo postraumático, sin entrar en más disquisiciones, a pesar de que los tejidos dañados ya están normalizados. Un cansancio y dolorimiento persistente tras una infección también recibirá el etiquetado de postinfeccioso, aun cuando todo esté normalizado, apto para el servicio.

Si el suceso traumático fue psicoemocional (ruptura sentimental, pérdida de un familiar, despido laboral…) recibirá la etiqueta de postraumático. Si los síntomas incluyen dolor, cansancio, mareo, insomnio, disfunción cognitiva… se concluirá que se explican por el estrés postraumático.

El problema surge cuando no podemos aplicar el prefijo «post-» a nada. Los síntomas aparecieron un mal día, por generación espontánea. Hasta ese momento el padeciente no había pensado en ellos. Andaba a lo suyo, a su agenda de persona normal.

«Ya se pasará»…

Sin embargo, los síntomas siguen ahí condicionando la agenda, imponiendo su ley, buscando alguna correlación, la que sea: con los cambios de tiempo, con lo que se ha comido, con el estrés, con las hormonas, con el mal dormir, con los genes, los años, los pesos mal cogidos, la postura, el poco ejercicio...

El profesional también necesita las correlaciones. Si el padeciente se las facilita, las agradecerá y las convertirá en causas. «Tienes que controlar el estrés, dormir mejor, hacer ejercicio, controlar tus emociones...».

Desde la perspectiva que propongo en el libro, del relato construido, las correlaciones no son evaluadas como causas, sino como errores de atribución. Si duele la cabeza porque hay mucho ruido, no concluimos que el ruido genera el dolor, sino que el organismo actúa como si esas mínimas vibraciones mecánicas del aire contuvieran una amenaza a la integridad física de la cabeza, algo completamente descabellado. Si se siente dolor con el movimiento no es que este roce nervios ni huesos, sino que existe un error de atribución de amenaza a ese movimiento.

Algunos padecientes lo entienden y aceptan y recuperan la actividad previa a la aparición del problema. Las objeciones cesan. Todo claro.

No siempre es así. «Yo no pensaba en la migraña hasta que empecé a padecerla», por ejemplo.

La objeción es comprensible, pero no es oportuna. En el libro ya he explicado que el proceso de atribuir amenaza a lo que hacemos es inconsciente. Una vez descartada una causa que explica y justifica el síntoma, hay que trabajar el relato, sus componentes sensoriales, emocionales, atencionales, conductuales y sociales. No siempre resulta fácil, pero es lo que toca, con paciencia y persistencia, desde la base del conocimiento adquirido.

El trauma, en estos casos, es la aparición del síntoma. La falta de justificación, la incertidumbre, alimentan la estructura «postraumática». Cualquier variable irrelevante, interna o externa, física, psicoemocional o social; cualquier elemento del escenario puede convertirse en un activador de la transición al estado de alerta.

La alusión al proceso de generación de la caja negra no es valorada como una explicación. Aparece el malentendido, la falacia del hombre de paja.

«Dice que soy Yo, pero Yo no pensaba en nada antes de que empezara a doler…».

En los síntomas crónicos no justificados, el organismo actúa como si existiera realmente una condición patológica que no detectan los sentidos. Ha perdido el sentido de la medida. No actúa apoyándose en la realidad de los datos sensoriales, sino en la credibilidad que da a su relato. La imaginación gana. El padeciente pierde.

Estamos ante un relato tóxico. No es necesario que haya un incidente, un trauma, que inicie el proceso. No hay que perder el tiempo en dar con ese momento en el que todo empezó a torcerse. Hay que eliminar las preguntas sin respuesta. Muchas veces los padecientes quedan atrapados en esa pregunta sin respuesta del inicio. La obsesión de dar con la causa nos condena a validar cualquier correlación como una causa.

Solo tenemos la certeza de la aparición del síntoma un mal día. Ese es el trauma: la falta de explicación.

CON LA AYUDA DE LOS EXPERTOS

Cuando algo se tuerce y no conocemos la causa ni el remedio, recurrimos a los expertos. Están ahí para **identificar el problema, proponer una solución y comprobar que funciona.** Fontaneros, arquitectos, mecánicos, albañiles, informáticos, profesionales de la salud-enfermedad identifican lo que falla y proponen una solución.

Una etiqueta «diagnóstica» no identifica el problema.

«Por fin han identificado lo que tengo y me darán una solución»: migraña, fibromialgia, dolor crónico, sensibilización central y un largo y creciente etcétera de etiquetas.

En realidad, esa etiqueta oculta el reconocimiento de que no se ha identificado la causa ni se dispone de una solución satisfactoria.

«Es una enfermedad misteriosa e irreversible».

Cuando no sabemos lo que sucede buscamos correlaciones entre todo tipo de datos. Siempre aparecerán y les daremos el valor que se adapta mejor a nuestras sospechas interesadas.[51]

Estamos ante el problema de la regla de Bayes: dados unos efectos evidentes, qué probabilidad existe de que se deban a cada una de las causas conocidas y, por supuesto, consideradas.

Partiendo de la evidencia del malestar, ¿qué probabilidad existe de que se deba a una patología determinada, entre las que se conocen y consideran?

Ante la evidencia de una crisis de migraña ¿qué probabilidad se asigna a cada una de las causas consideradas como tales?

Todos los padecientes ya han hecho sus averiguaciones. Los seres vivos tienen esa capacidad de predecir lo que va a suceder si se da una condición previa. Recuerda al perro de Pávlov, la paloma de Skinner, el caracol de Eric Kandel, el pobre perro de Seligman. Conocen las correlaciones e intentan adaptar su conducta a lo que viene: salivando con la campana, bailando, pasando olímpicamente de ellas, protegiéndose, renunciando a hacer algo por salir del atasco, dando por sentado que han identificado el problema y la solución o su ausencia

---

51. A. Mokady y N. Reggev, «The Role of Predictions, Their Confirmation, and Reward in Maintaining the Self-Concept», *Front Hum Neurosci*, núm. 16 (24 de marzo de 2022), p. 824085.

CON LA AYUDA DE LOS EXPERTOS

(indefensión). Creen en el valor informativo de la variable irrelevante (campana, baile, chorrito de agua).

El experto preguntará si existen antecedentes familiares. Si la respuesta es afirmativa ya dispone de una correlación, un dato potencialmente informativo, que se ajusta a sus credos previos (la migraña es una enfermedad genética).

«Has heredado los genes de la migraña». «Tu cerebro es hiperexcitable, y, a poco que lo agites con tu estilo de vida: con tus estreses, tu mal dormir, tu dieta, tu desánimo, los cambios hormonales o meteorológicos, se supera un límite de tolerancia y entra en un proceso descontrolado de activación neuronal que da lugar a todos los síntomas».

Este modo de proceder no considera en su evaluación la opción del relato, la cultura, el adoctrinamiento, el aprendizaje basado en modelos de expertos, como factor potencialmente responsable.

Se reduce la biología a moléculas (genes, neurotransmisores) y se considera a la cultura como algo que perturba y emborrona la investigación sobre la migraña y otras etiquetas. La información de los expertos tiene inmunidad parlamentaria. No es cuestionable. Hay que buscar otras causas.

En mi opinión la evolución biológica en nuestra especie es biocultural. La cultura forma parte de la biología y debe tenerse en cuenta en la identificación del problema y la propuesta de soluciones.

Hay que analizar y considerar el relato, incluirlo en la lista de posibles causas. Es lo más biológico de la realidad, sea en una bacteria o en un sapiens *(ma non troppo)*.

Venimos al mundo con la capacidad de construir inteligencia, de predecir las consecuencias de nuestros actos y minimizar el daño y optimizar el beneficio, físico y social. Basta con experimentar en libertad con suficientes estímulos.

En la dilatada etapa de indefensión que nos caracteriza a los sapiens, por nuestra ignorancia y vulnerabilidad, contamos con la ayuda de los expertos, los que disponen de más conocimiento para identificar problemas y ofrecer posibles soluciones. Desde ese saber nos enseñan a seguir vivos, pero también a afiliarnos a una cultura determinada. Todo tiene contrapartidas.

Individualmente no podemos saber si el conocimiento facilitado por los expertos se ajusta a la realidad. Estamos en sus manos, en sus relatos. Les haremos caso en principio, esperando que nos vaya bien o resignándonos a sus valoraciones: «Has heredado los genes de la migraña de tus padres. Tienes que aceptarlo». Probaremos también otros relatos por si acaso y daremos por bueno aquel que aparentemente da en el clavo, aunque no tenga ningún fundamento real (placebo).

Los expertos podemos identificar los problemas, pero en el caso en el que no existe, por fortuna, una patología que explique y justifique los síntomas, si no consideramos el relato como un proceso complejo de aprendizaje guiado por modelos expertos, potenciaremos el sesgo de confirmación: se consolidará el relato que generó el síntoma.

Solo si se analiza ese relato puede identificarse el problema y proponer una solución: liberarlo de todos sus componentes cognitivos, atencionales, emocionales, conductuales y de afiliación social, automatizados y normalizados.

El experto en relatos puede hacerlo.

ESTE ES MI RELATO, COMO PROFESIONAL. SI NO TE CONVENCE, LO SIENTO. NO TENGO OTROS

Dicen que Groucho Marx dijo: «Estos son mis principios, y si no le gustan tengo otros». La frase ya la dijo alguien en Nueva Zelanda en 1873, pero se ha atribuido falsamente al humorista norteamericano.

Bueno. Ya te he contado todo lo que conozco, como experto en relatos de síntomas no explicados. No quiero repetirme más. Este es mi relato. No puedo ni debo ofrecerte otros. Es probable que ya los conozcas y no te hayan funcionado.

Desde que reconocí mi ignorancia y, gracias a lo que leí y experimenté conmigo mismo cuando el dolor se hizo carne y habitó en mí durante varios años, pude volver a vivir, a moverme con una libertad razonable y a despejar las brumas de un futuro negro, con unos herrajes que sujetarían mi columna para evitar que la inestabilidad tocara nervios. Me libré por los pelos.

No sabría contarte con detalle cómo lo conseguí. Básicamente, reflexionando sobre lo que leía, quitando miedo a moverme, relajando la zona dolorida y haciendo lo que tenía que hacer: salir de la cama, ir al baño, desayunar, coger el coche e ir a trabajar, a escuchar relatos de padecientes con la misma situación. Ellos se contaban; yo me contaba y juntos conseguimos, en muchos casos, salir del atolladero.

Se ha publicado ya mucho sobre educación terapéutica en neurociencia del dolor y ejercicio terapéutico. Es lo que ahora se lleva.

Funciona. Sobre todo ajusta el relato a lo que, realmente, sucede en los tejidos de la zona sentida como dolor.

«Es tu cerebro».

El cerebro está de moda. También la neurociencia, pero no se cita con la debida contundencia a los expertos como responsables de lo que está pasando.

En el libro he intentado abrirte los ojos a la realidad, aun sabiendo que todo pueda ser una ficción. Eso nos cuentan los físicos.

No sabemos gran cosa acerca de la vida y menos sobre la conciencia.

Sí sabemos que las apariencias engañan y que los relatos no siempre son de fiar, ni los propios ni los ajenos. Están condicionados a la ley biológica de la supervivencia y la pertenencia a un grupo que construye una representación interna del organismo humano demasiado sesgada hacia lo que los expertos proclaman en nombre de la ciencia.

Somos ignorantes e ingenuos. Estamos en las manos y palabras de muchos expertos. No podemos saberlo todo. Puede que en el futuro los cachivaches culturales disponibles nos aporten la inteligencia necesaria para andar por el mundo cumpliendo objetivos sin preocuparnos de los síntomas.

La inteligencia, natural o artificial, no es algo que se pueda fabricar a la medida de nuestros caprichos. Hay que conquistarla, a golpe de experiencia, error-ensayo-error.

Si la exteriorizamos, confiando en todo tipo de aplicaciones disponibles en el móvil o en posibles microchips de inteligencia, perderemos la libertad de jugar para tomar la medida al entorno físico y social en el que vivimos. Despreciaremos todo el potencial adaptativo que la evolución nos facilitó a los sapiens, *ma non troppo,* y lo dejaremos todo en las manos y palabras de los expertos del nuevo orden.

Hay que andar con cuidado. Solo el conocimiento te puede inmunizar frente a los cuentos chinos y de hadas.

Lo poco que sé te lo he contado.

No tengo nada más que decir.

Pongo fin a mi relato.

A ver qué te cuentas a partir de ahora. Ojalá la peli en la que vives tenga un final feliz.

THE END

REGALO INESPERADO

No lo has pedido, pero nos apetece tener este pequeño detalle contigo. Es un complemento perfecto al libro que ha preparado el equipo GoiGroup como agradecimiento.

Escanea el código QR que tienes arriba y descubre el regalo inesperado.

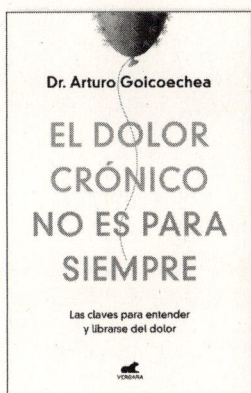

Dr. Arturo Goicoechea

EL DOLOR CRÓNICO NO ES PARA SIEMPRE

Las claves para entender y librarse del dolor

VERGARA

El dolor crónico afecta al 30 por ciento de la población mundial. El doctor Goicoechea nos ofrece las herramientas para librarnos de él.

El doctor Arturo Goicoechea es un reconocido neurólogo, pionero en España en la investigación de los llamados «síntomas sin explicación médica» y en neurobiología del dolor. En este libro, el autor propone, de manera directa, divulgativa y esperanzadora, la desmitificación de creencias erróneas sobre la enfermedad como herramienta terapéutica esencial, y apuesta decididamente por el modelo pedagógico como instrumento para enfrentarnos a los síntomas sin patología orgánica. Asimismo, nos ofrece los conocimientos y las herramientas para aliviar el dolor de los pacientes en la batalla de la recuperación, brindando, además, la información necesaria sobre el origen de las dolencias en términos neuronales, con la finalidad de desaprender conductas y reprogramar las respuestas del cerebro.

Gracias a la divulgación de estos conocimientos, la pedagogía del dolor pretende superar doctrinas y teorías que contribuyen a potenciar y cronificar el papel del dolor en nuestras vidas; y liberarnos de él.